幸せになるための正しい不健康

あん摩マッサージ指圧師　畠田大地

目次

3 日常生活と健康の素朴な疑問Q&A

はじめに

「健康だと幸せだ」と、多くの人は思うでしょう。

では、「幸せのために健康は必須だ」と思う人はどれくらいいるでしょうか。


本書は、健康になろうという気持ちを否定するものではありません。かならずしも健康でないと幸せへの道が開かれないわけではなく、

「不健康でも幸せになれる」

ということをお伝えしたくて書きました。

私たちのまわりに、まるで「健康でないと幸せになれないよ」と脅《おど》してくるようななにかがあると気づいてもらい、そのうえで自分の健康に関する選択をしてほしいと思っています。「○○したら健康になれる」とか「○○をやめたら健康になれる」とか、そういったことではないのです。


私は小さなころから、人と違うと感じて生きてきました。私にとってナチュラルな考えでも、なかなか人から共感してもらえないのです。いじめられたり勘違いさ

れたりという経験もしてきました。

それによって自然と身についたことは、ものごとの逆を考えることや、自分の意に反することをあえてやってみることです。自分の発想の逆を考えて人に伝えれば、共感してもらえるかもしれないと思うようになり、考え方のトレーニングをすることにしました。

逆を考え、常識を疑ってきたそのトレーニングのお陰で、私は逆説的な発想で新しい概念を考えることができるようになりました。それは時代の先を行く、きっとみなさんの役に立つ発想だとも感じています。

通説や常識を疑うときのコツは、「これはだれが一番得をしているのか」、「裏でこれを操っている人がいるのではないか」、と問いかけてみることです。それは、社会やみなさんのためにと謳っているものにこそ、意外と多く埋もれているかもしれません。

重要なのは私の言うことが正解かどうかではありません。そんな考え方もあるんだと知ることでみなさんの世界が広がること、いままで見えなかった選択肢に気づくことです。健康についての考え方が変わるきっかけにしていただければと願っています。現状はなにも変わっていないのに幸せになれる、ということがあるのです。

たとえば、

「病気をもっている自分を否定していたけれど、『それも含めて自分』と思えた」

「治すことだけが正解ではなく、病気と友だちみたいに上手につきあっていこうと思えた」

というように、「ほんとうの健康ってなんだろう」と、自分で考えていくことが、生きていくうえでとても大切なのです。


その考えは、じつは健康だけにとどまりません。同じような法則をもつ事柄が、社会にはたくさんあります。みなさんは私とはまったく違う分野でご活躍かもしれませんが、通説とされる考え方や常識を疑うことは、異なる分野の人にも参考にしていただける部分があると思います。

本書がみなさんの幸せ（健康概念の変革）に役立ち、大きなけがをした人や、大変な病気で苦しんだ人などがひとりでも悩まないように、解決に導くことができれば、これほどうれしいことはありません。最後まで楽しんでお読みいただければ幸いです。

1
あん摩マッサージ指圧師が気づいた「幸せへの近道」

ごあいさつが遅れましたが、はじめまして。畠田大地と申します。あん摩マッサージ指圧師・鍼灸師《しんきゅうし》として、コタツモリという治療院を運営しています。介護福祉士資格ももっているため、介護業とのコラボのようなことにも首を突っ込んでいます。

鍼灸師は、鍼（はり）や灸（きゅう）を用いて医療行為を行うイメージが湧きやすいかと思います。しかし、あん摩マッサージ指圧師は医療系の国家資格でありながら、なかなか認知されていない現状があります。

はじめに、あん摩マッサージ指圧師がどういったことをしているのか、なぜ知名度が低いのかなど、私自身の紹介も含めてお話ししたいと思います。

「あん摩マッサージ指圧師」を知っていますか？

「あん摩マッサージ指圧師」と聞いて、どんな仕事をしているかイメージできるでしょうか。あん摩マッサージ指圧師が実際にどんな人のお役に立っているかというと、最近多いのは、介護保険を使っているような自由に外に出られない方々に対してです。

国家資格をもっていないマッサージ師が増えているなかで、公的医療保険を唯一使えるというのは、あん摩マッサージ指圧師のストロングポイントなのです（接骨院で医療保険が効くのは骨折、捻挫《ねんざ》、脱臼《だっきゅう》、打撲《だぼく》、挫傷《ざしょう》のみ）。

あん摩マッサージ指圧師はおもに、揉んだり押したりこすったり叩いたりしながら、痛むところが少しでも楽になるように施術します。ひと昔前は「あんまさん」と呼ばれていたようです。

私たちがたずさわる症状は、肩こり・腰痛・膝痛がほとんどを占めています。この3つを施術できればやっていけますし、これらが施術できないと話にならないでしょう。肩こりや腰痛とひと言でいっても奥が深いので、勉強や鍛錬に終わりはありません。ほかにも、肩こりや腰痛に付随した、手や足が痺《しび》れる、頭が痛い、目の奥が疲れる、鼻がつまる、めまい（ふらつき）がある、歯が痛い、手に力が入らない、といったさまざまな症状（不定愁訴《ふていしゅうそ》）も診ています。

医療行為と資格のつながり

まず前提として、「医療系の資格」というのは国家資格です。健康運動指導士のように直接触れない指導の場合は民間資格ですが、直接触れたり医療器具などをからだにあてたりするなど、患者さんのからだへ直接的な関与がある場合は、基本的に国家資格が必要です。からだに関しての一定のレベルを超えた知識や技術がないと危ないことは容易に想像がつくと思います。逆にいうと、民間資格である（もしくは民間資格さえもっていない）エステやリラクゼーションなどでは、美容やリラックス目的であれば行っていいということになります。あん摩マッサージ指圧師は、仕事の内容は似ていても、医療行為（厳密には医業類似行為）を行うことができます。

医療の国家資格を説明するにあたって、わかりやすくイメージすると、図のようになります（13ページ）。

原則として、医療においては医師がすべてを行えるスペシャリストです。しかし、医師だけで担っていては手がまわりません。たとえば、医師が行える医療のなかから、MRIやレントゲンの撮影を許可されているのが診療放射線技師です。放射線を使って撮影できるのは医師、歯科医師かその指示を受けた診療放射線技師なのです。

そして、医師が行える手を使っての療法（マッサージなど）を行うのがあん摩マッサージ指圧師なのです。あん摩マッサージ指圧師は、西洋でいうマッサージ、東洋でいうあん摩、日本古来の指圧など、手を使ったさまざまな治療を行うことを許可されています。ひとつの免許であん摩でもマッサージでも指圧でも、どれでも行っていいのです。

理学療法士、作業療法士、言語聴覚士、視能訓練士は医師の指示のもと医療現場でリハビリを行える資格です。助産師は、助産行為を行える資格です。

柔道整復師（接骨院の先生）は骨折、捻挫、脱臼、打撲、挫傷を診ることを許可された資格です。骨折、捻挫、脱臼、打撲、挫傷を診ていいのは医師と柔道整復師ということになります。

作業療法士は放射線を扱えないですし、あん摩マッサージ指圧師は注射を打てません。理学療法士や柔道整復師はマッサージをできません（理学療法士が医師の指示のもと、リハビリの範疇でマッサージすることは違法ではありませんが、治療院を開業することはできません）。

あん摩マッサージ指圧師、はり師、きゅう師等に関する法律（あはき法）第一条に、

医療行為と資格のつながり

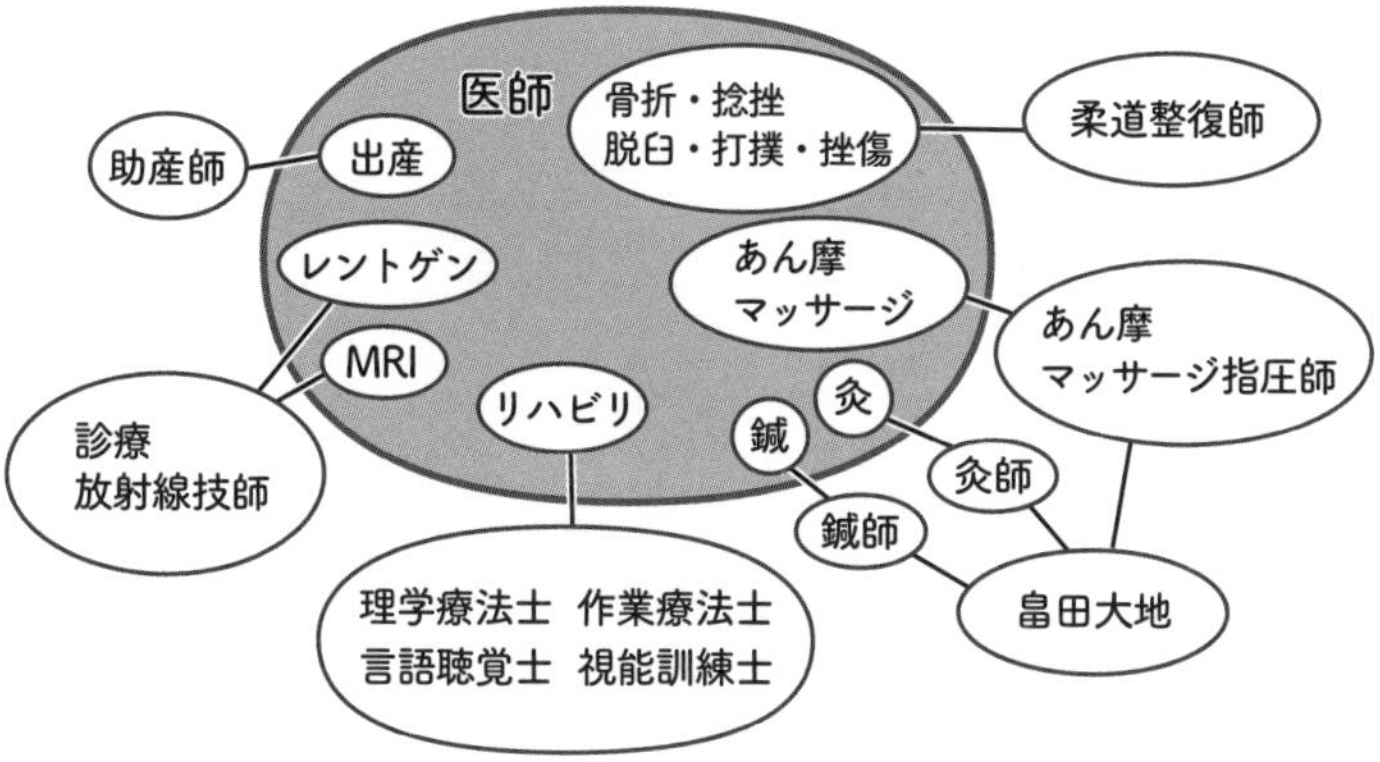

「医師以外の者で、あん摩、マッサージ若しくは指圧、はり又はきゅうを業としようとする者は、それぞれ、あん摩マッサージ指圧師免許、はり師免許又はきゅう師免許（以下免許という。）を受けなければならない」

と書かれています。

つまり、「医師以外で、あん摩、マッサージ、指圧、はり、きゅうを仕事にする（金銭をいただく）には免許（国家資格）をとらなければならない」ということです。

昭和35年の最高裁の判例により、職業選択の自由の観点から、

「当該医業類似行為の施術が医学的観点から少しでも人体に危害を及ぼすおそれがあれば、人の健康に害を及ぼす恐れがあるものとして禁止処罰の対象となるものと解されること。」

となっており、言いかえれば、「害がなければいい（罰則なし）」という解釈が広まりました。

個人的な見解としては、害のリスクがないものに効果なんてあるのだろうか……と思います。また、そういった高い技術や知識をもつ無資格の方々も、堂々と免許をとられてみてはどうかと思うのですが。

しかし、エステやリラクゼーションでマッサージが行われていたり、接骨院で理学療法士がマッサージを行っていたりするのが現状です。罰せられることがないのでみ

んなやってしまっていますし、そもそも、あん摩マッサージ指圧師という資格への知名度が低すぎて、それが法律的によろしくないことだとさえ知らずにやっている人も多くいます。

また、先ほど述べたように医療・健康の施術として行っているわけではなく、「美容やリラックス目的だ」、「これはマッサージではない」、「人体には害がない」と言ってしまえば罪に問われないという問題もあります。

じつのところ、私は国家資格をもっていますが、無資格者容認派です。ただ、こういったグレーの状態ではなく、きちんと法のうえで共存していきたいと思っています。その解決策のひとつとして、一般的にマッサージのニーズが多いのだから、「マッサージ」という言葉はもうだれでも使っていいことにして、新しい言葉（たとえば「治療マッサージ」のような言葉）をつくり、それはあん摩マッサージ指圧師か医師だけしか行ってはいけない、というような法律ができるといいのではないかと考えています。「治療マッサージ」という言葉ができれば、普通のマッサージとなにが違うんだ?と注目されるようになり、みなさんのなかに自然と知識が入っていくように思うのです。

マッサージという言葉は、すっかり世の中に普及しています。家庭内でもスポーツの現場でも、あたりまえに使う言葉です。相手のことを思う「愛」のつまった行為ですし、「マッサージ＝やってはダメなこと」となってしまうのは、なかなか悲しく思います（ちなみに家庭内やスポーツの現場で個人的に行う場合は、マッサージしても仕事ではない＝金銭を受け取らないので、法律に引っ掛かることはありません）。

従来の仕事にとどまらず、新たな展開を考える

では、あん摩マッサージ指圧師は、どのように働いているのでしょうか。

従来の働き方としては、治療院勤務や治療院経営が多いです。場合によっては公的医療保険も効くのですが、保険適用には条件があり、手続きが面倒で、実費診療のところが多いです（視覚障害などをもつ人にとってはとくに手続きが大変なうえ、保険診療では決められた報酬しかもらえません。そのため、こだわりをもってあれこれしてあげたいと思う施術者は、しっかり提供するかわりに実費という人が多いです）。そのことが、利用者からすればエステやリラクゼーションとの差がわかりづらくなり、治療院の経営が難しくなっている要因になっています。

また、お医者さんが「風邪をひいていませんか？」とみなさんの家にテレアポしてこないのと同じように、あん摩マッサージ指圧師には法律で広告の制限がかかってい

ます。医療機関は困った人が来るところであり、宣伝するものではないという考え方が昔から根づいているため、広告を出すことはできません。しかし、エステやリラクゼーションなどはどんどん広告を出すことができます。みなさんも新聞などで、エステやリラクゼーションの広告を見たことはあっても、病院や治療院の広告は見たことがないのではないでしょうか（たまに整骨院や接骨院のチラシを見ますが、柔道整復師にも広告の制限はあります）。

治療院を経営するあん摩マッサージ指圧師の約4割が、月の売り上げが10万円未満という状況です。衝撃的な数字ではありますが、広告も出せず、無資格者による施術も乱立する時代での統計なのです。非常にシビアな世界です。

治療院勤務や治療院経営以外には、訪問してマッサージを行う業態をとられている人も多いです。寝たきりの人や高齢者など、なかなか外へ出られない人のもとへ出向いて施術をします。この場合は定期的に施術することが多くなり、費用がかさんでしまうので、医療保険が適用されることが多いです。また、寝たきりの人や歩いて通院できない人の場合には、交通費も保険が適用されます。

そのほか、最近は介護施設の機能訓練指導員という仕事をされている人もいます。

機能訓練指導員とは、わかりやすくいえば、医学的な知識をもって介護するだけでなく、利用者ひとりひとりの心身の状態にあわせて機能訓練（医療でいうリハビリ）を行い、いまより元気になってもらうことを目指した介護を行う職業です。

機能訓練指導員を名乗るためには、看護師または准看護師、理学療法士、作業療法士、言語聴覚士、柔道整復師、鍼灸師、あん摩マッサージ指圧師のいずれかの資格が必要です。

このあたりまでが、一般的なあん摩マッサージ指圧師の働き方です。

私は、これだけではなく、新しい仕事を開拓したいと考えています。従来の仕事だけではなかなか食べていけないあん摩マッサージ指圧師が多いので、だれかがパイオニアとなって「あん摩マッサージ指圧師だからできる新しい仕事」をしていく必要があると感じているからです。

私が行っている、あん摩マッサージ指圧師の資格を活かした仕事には、以下のようなものがあります。

①家庭教師

家庭教師といっても学生向けではありません。エステやリラクゼーションをされている人に向けて、解剖学や生理学を教えるといった内容です。もちろん、解剖学や生理学については、医師をはじめとした医療関係者の人のほうが詳しいと思います。しかし、私が教える解剖学や生理学には、マッサージなどの施術に使える実践的な要素を含んでいます。あん摩マッサージ指圧師だからできる授業です。

②介護事業所との契約

介護現場で働く一般的な形でもいいのですが、一段上の契約をすすめています。それは、ただ介護施設にいらっしゃる高齢者だけを診るのではなく、その施設の従業員もまとめて診る、ということです。介護現場には、腰や腕などの痛みを抱えながら仕事をされている人がたくさんいます。介護職の方々へのケアをすることで心もからだも元気になっていただければ、間接的に高齢者へのサービスがよくなります。さらに、介護現場での離職防止や、いい人材の確保にもつながると感じています。

③福利厚生による企業との契約

企業との契約により、従業員を施術するというものです。これからは、給与面はもちろんのこと、会社が従業員に対して優しいかどうかが問われる時代がくると確信しています。それは近年の若者たちの会社選びを見ていて思うことです。いい人材を確保し、流出を防ぐためには、このような福利厚生を整えておくことも有意義です。

カウンセリングの勉強もして、心とからだ双方のケアができる、あん摩マッサージ指圧師が増えてほしいと思います。

④講演活動

まだまだお金になるような講演は多くないですが、健康・医療に関する講演をしています。

あん摩マッサージ指圧師の実態について真実を知っていただきたいからこそ、あえて業界のブラックなことも書きますと、非常に不正の多い業界といわれています。不正というと少し軽く聞こえますが、私からみれば犯罪、詐欺です。真面目にやっている人も多いけれど、そういった悪質な人たちが足を引っ張ってしまっている現状があるのです。私がこのネガティブな情報を本書に書いたのは、自分たちの首をしめることになるかもしれないけれど、本気で不正をなくしたいという意思からです。

それから、みなさんがあん摩マッサージ指圧師による施術を選択されるときに、不正業者かそうでないかを見極めてほしい気持ちもあります。

注意してほしいのは、訪問医療マッサージでの水増し請求と名義貸しです。行ってもいない日の請求をしたり、国家資格をもっていない人が施術し、国家資格をもっている別の人の名前で請求したりするケースもあるのです。

視覚障害をもつ先生にマッサージに行かせておいて、その先生は目が見えず書類作成できないので上司が作成する。そのときに水増しをしていても視覚障害の先生は見えないから気づかない。患者さんも先生はいつも優しくてそんな悪いことするわけないと思っている。もし見つかっても罰則を受けるのは視覚障害をもつ先生……。そんな悪質なケースを耳にすることも稀《まれ》にあります。

利用される際には、ぜひとも領収書もしくはレセプト（診療報酬明細書）のコピーをもらうようにしてください。そして、年に一度、どのくらい医療費を使っているのか、別途届くハガキや封書と照らしあわせてみてください（整骨院や接骨院をご利用の人も、確認することをオススメします。最近は実費診療と保険診療とを織り交ぜた、非常にわかりにくく怪しい計算をしているところが多いように思います）。

知名度は低い。けれど守るべき理由

このように、いろいろな仕事を試みているのも、あん摩マッサージ指圧師の知名度の向上を目標としているからです。

あん摩マッサージ指圧師は、もともと視覚障害をもつ方々を保護する意味あいが色濃くあります。いまでも、そのスタンスを重んじるために、あん摩マッサージ指圧師が生まれすぎないように規制がかけられています。毎年日本で誕生するあん摩マッサージ指圧師は約1200〜1400人です。甲子園に出場できる選手の数くらいです。甲子園に出場した選手が知りあいにいるでしょうか？　そのくらいの数しか、あん摩マッサージ指圧師は増えていないと思ってください。

でも、みなさんのまわりにある、エステやリラクゼーションサロン、整体、接骨院、理学療法士や鍼灸師などは、マッサージをするプロの数に比べてあまりにも多いのです。対してあん摩マッサージ指圧師は数の規制があるため少なく、視覚障害をもつ方も多いため、情報を発信する人も少ない。加えて、広告の制限もあり、宣伝できないことが知名度の低さを生んでしまっているのです。

だからこそ、私は声を大にする必要があると思っています。

いまは、視覚障害をもつ方々が非常に働きにくい環境になっています。それが少しでも改善するようにと努めています。

そしてもうひとつ、大切な考え方があります。

決してなってほしくはありませんが、みなさんがもし失明してしまったと想像してみてください。かなりの絶望感を味わうことと思います。しかし、そのなかで頑張って勉強して鍛錬すれば、あん摩マッサージ指圧師という国家資格をとって働けるのです。そのことを知ったら、少し希望の光になると思うのです。

あん摩マッサージ指圧師は、視力に関係なく、指先の感覚で勝負できる仕事です。さらに人に喜ばれる仕事です。にもかかわらず、いまのあん摩マッサージ指圧師の現状では視覚障害をもつ方々の希望になりにくい。仕事があまりないうえに、あっても稼げないからです。弱者を助けるためのシステムが法律上では存在しても、弱者をちゃんと助けられている実態がないのです。

一億総活躍といわれる現代において、視覚障害をもつ方々も活躍し、稼ぐことができる社会が必要です。あん摩マッサージ指圧師という仕事は、障害があるからといって支えられる側になるのではなく、支える側にまわることのできるチャンスになりうるのです。そんな社会をつくるべく、私自身、さまざまなチャレンジをしています。

ここまでで、あん摩マッサージ指圧師がどのような仕事か、だいたいおわかりいただけたでしょうか。ここからは私自身の経験について、ちょっとお話しします。

あん摩マッサージ指圧師の道を選んだわけ

なぜ私がこんなマニアックな仕事を選んだのか。普通に考えると、同じ職業の知人がいたか、自分がお世話になったかくらいしか考えられないですよね。私の場合は、接骨院や治療院にお世話になっていた13歳のころに遡ります。

バスケットボールにはげんでいた私は、中学1年生のときに早々と膝を痛め、高校2年生の夏までけがと闘い続けます。高校2年生のときに膝を手術したわけでも治ったわけでもありません。けがを治すことをあきらめたのです。長年続けてきたバスケットボールをやめました。しかし、それはあきらめたというより、「なにかを受け入れた」ようにだんだんと感じていくわけです。

私がバスケットボールをやめた高校2年生の夏といえば、そろそろ進路を決める時期です。もともと機械や物や人間以外の生きものと関わる仕事より、人と関わる仕事がしたいと漠然と考えていました。そんななかで、自分がけがをしたときに治そうと努めてくれた医師よりも、二人三脚で痛みを紛らわしながらバスケットボールをさせてくれた治療院の先生のほうに憧れたのです。もし、仮に医師になりたいと思ったとしても、残念ながらそんな学力はありませんでした。それでも、「これからの頑張り次第で人の役に立てる仕事を見つけられた」と思いました。

当時はなぜか漠然と惹かれたこの職業のよさを、最近は自分の言葉で説明できるようになりました。

まず、医師よりも患者さんとの距離が近い。直接触れることが多いのでスキンシップの要素も強く、信頼関係を築くのが早いです。相手の人生を左右することもあるので、そのぶん発言への責任感も強く芽生えます。

また、医師が病気を診ているのに対して、あん摩マッサージ指圧師はその人のけがをした背景や、運動や生活の悪いクセまで含めた「その人の全体」を診ているように感じました。「パソコンの画面ではなく、ちゃんと患者さんを診ている」と。もちろん、医師でもそのような先生にもたくさんお会いしましたが、私が学生のときにたまたま素敵だと思えた医療人が、あん摩マッサージ指圧師だったのです。

経費がほとんどかからず、体力と時間さえあれば喜んでいただけるという点も、この仕事のよさです。

そして、だれにとっても「触れる」「触れられる」ことはすばらしいことなのです。嫌いな人からはダメですが、基本的に人は人に触れられると安心感を覚えます。親密感が湧き、信頼関係を築けることが多いです。仕事上、触っているのだけれど、信頼があるから触れさせていただいている、という錯覚がおきるのかもしれません。

または、医師などと比べてもあきらかに目を見て話をし、からだを触っている時間も長いため、信頼しやすいという点もあるのかもしれません。実質的な距離だけでなく、自然と心の距離も近くなるように感じます。

他人の考えはなかなか変えられないものですが、それでも、あん摩マッサージ指圧師は患者さんの考えを変えてしまえる可能性がある職業です。そこにやりがいもあります。

だからこそ、自分の誤った考えに気づかず患者さんと話している施術者を見たとき、大きな違和感を覚えます。患者さんに寄り添った考え方を共有できる人と出会わないとダメだ、という気持ちから、いままで無理して突っ走ってきました。

何度もやめようと思ったこの仕事。でも、やめることはありませんでした。

あん摩マッサージ指圧師になりたい人へ伝えたいこと

この項は、あん摩マッサージ師になりたい人のために書いておきたいと思います。

おそらく一番大変なのは専門学校への入学です。倍率が高いのです。学力はそれほど必要ありません。私が入学したころは、30人クラスの募集に対して応募者210人以上、つまり7倍以上の倍率だったと聞きました。私は運よく一度で合格しました。結果論かもしれませんが、コツがふたつあったと思っています。

ひとつ目は、推薦状です。受験するために必要となる推薦状には、他者からの推薦（高校の校長でも親でもだれでもいい）と自己推薦の2種類がありました。私は、受験する専門学校の卒業生に書いてもらうのがいいと噂で聞き、広島県内を探しまわって卒業生を見つけ出し、推薦状を書いていただきました。成績がとてもよく優秀な生徒だったそうなので、推薦状としてのパワーがあったのかもしれません。

ふたつ目は、第一希望の科を「鍼灸マッサージ科」（鍼師《はりし》、灸師《きゅうし》、あん摩マッサージ指圧師の資格をとれる科）と書いただけで、第二希望や第三希望をあえて空白にしたことです。多くの受験生は、第二希望に「鍼灸科」と書いていたようです。普通に考えれば、ほとんど同じ学費で在籍期間も同じ3年間なら、鍼灸だけを選ぶ人は少ないでしょう。

たとえば私が学校側の人間だとして、もし優秀な人から順に鍼灸マッサージ科に合格させるなら、鍼灸マッサージ科の補欠候補に悩んだ場合、第二希望に鍼灸科と書いている受験生を、鍼灸科に入学させるのではないかと思ったのです。鍼灸マッサージ科が定員30人なのに対し、鍼灸科は昼科と夜科をあわせて定員90人でした。そのため、鍼灸マッサージ科に本気で入りたいのなら、第二希望は書いてはダメだと感じました。

案の定、面接のときに聞かれました。

「第二希望に鍼灸科とは書かないのですか？」

と。私は待っていましたと言わんばかりに、すかさず、

「鍼灸マッサージ科でないのなら、私はこの学校には入りません、鍼灸でいいのなら、私は地元の鍼灸の学校で構いません。私が広島県からわざわざ香川県まで来ているのは、あん摩マッサージ指圧師の資格をとりたいからです」

と答えました。

そんなに優秀ではなかった私は、これで受かったのではないかと思っています。ギリギリの学力だったとしても、「あん摩マッサージ指圧師の資格をどうしてもとりたい」、これが言えるか言えないかで、結果が変わるのではないかと思います。

次に大変だったのは、学費です。多額の支援はできないという親からの条件つきで、香川県の私立学校に飛び込みました。私の夢を叶えるには、その学校が唯一の選択肢だったので……。

かなりの貧乏生活でした。当時、『芸能人節約バトル1ヶ月1万円生活』というテ

レビ番組が流行っていましたが、私も1か月1万円生活でした。電気代を月860円前後に収めたこともあり、自分でも驚いたのを覚えています。いまとなってはいい経験になったと思っています。

学校に行きながらアルバイトをふたつ掛け持ちし、何度もぶっ倒れましたが、倒れてもアルバイトに行かなければ生きていけない生活でした。あん摩マッサージ指圧師になるには私立の学校しかほぼありませんし、授業料や教材費は高額です（視覚障害をもつ人は、文科省管轄の盲学校または厚生労働省管轄の養成施設で勉強することができ、国家試験の受験資格をもらえます）。

夢がなければ、なかなかここまでできないのではないかと思います。みなさんのお子さんにも、「夢を追っている」という条件下に限り、少し無理をさせてみるのも、成長につながるかもしれませんね。ただ、夢がないのに追い込むと、心の病気になってしまいかねないので注意が必要ですが。

あん摩マッサージ指圧師に出会う機会が少なくて、仕事について聞きたいけれど聞けないという人は、私にご連絡をください。あん摩マッサージ指圧師の知名度が上がるように、一緒に頑張りましょう。

自分の思いを込めた「コタツモリのこだわり」

ところで、私が運営する治療院「コタツモリ」は、住所が秘密の完全予約制です。

なぜかというと、一見さんの多くを、私が苦手と感じてしまうからです。苦手といっても対応はできるのですが、どんなに精一杯接しても、再び来てくれないケースが多いのです。クーポンサイトの初回割引クーポンを使って、美容院を渡り歩く感じに似ているかもしれません。それから、そういった患者さんが従来の健康観にとらわれてしまいがちということもあります。

それなら、そもそも知りあいのみをお受けして、理解してくださっている人を全力でサポートしたい。そんな思いから、住所非公開、一見さんお断り、完全予約制の治療院ができました。

一見さんお断りにしてみてよかったことは、アクションはひとつなのに、幸せは2倍ってところでしょうか。たとえば、Aさんという人が飛び込みで来て、施術して、満足してくれたとしたら、私はひとりを施術してひとりを幸せにできたことになります。至って普通のことなのですが、もし、このAさんがBさんの紹介で来た人だったら、私はBさんにもAさんから予約をいただいたこと、施術後の変化などを、差し支えのない範囲でご報告するようにしています。そして、もしAさんが満足してくれたなら、Aさんからも B さんにありがとうと連絡をするでしょう。

これって、Bさんも幸せな気持ちになるのです。マッサージはひとりにしか行っていないのに、ふたりが幸せを感じられます。さらに、一見さんお断りだと思うと、ほかの人につい話したくなっちゃうのが人間の性ではないかと思うのです。

また、実費診療の場合は、○○95円という金額設定にしています（往診の場合を除く）。保険診療の場合は、法律で金額が決まっているので、1円たりとも変更できません。しかし、自由診療は何円に設定しても構いません。

昔から私は、買いものをしたときのお釣りがたまたま5円だと、なにかいいご縁がありそうだなあと、少しうれしい気持ちになります。ならば自分が開業したときは、かならずお釣が5円になるような料金設定にしようと思いつきました。どうせならその思いも伝わるように、5円玉を紙できれいに包んで、

「いいご縁がありますように」

と書いておき、それをお渡しするのです。私自身も、このご縁がいいご縁になればと思っています。また、一見さんお断りでやっていくためには、ほんとうにご縁に恵まれないとやっていけない、だから自分もご縁を大切にしよう、という思いも込めています。

また、私のこだわりとして、できるだけ白衣を着ないようにしています。あん摩マッサージ指圧師になったばかりのころは、雇われの身なので、言われた通り白衣を着ていましたが、なぜ白衣なのかと悩みながら仕事をしていました。服装はなんでもいいのではないかと。実際私も、ＴＰＯにあわせて白衣を身につけることもありますが、普段はスーツに蝶ネクタイというスタイルです。もちろん、病院など衛生的でなければならない場で白衣を着るのはわかります。私も鍼などを扱うときには、もちろん消毒などに非常に気をつけています。

白衣を着たがる深層心理には、よく見られたい、偉く見られたいという気持ちがあるように感じます。私は「先生」と呼ばれることに違和感を覚えます。健康の分野において、患者さんよりも知識があるという点ではそうかもしれませんが、患者さんより偉いとは思いません。二人三脚で一緒に健康に近づいていける関係性が好ましいと思っています。

ですから私は、白衣を着ることで身構えられてしまうより、コミカルなスーツに蝶ネクタイ姿になることで、患者さんに気軽に接してもらえたらと思ってやっています。開業時には、和服を着ることも考え、悩みました。白衣がダメとかスーツが正解とかではなく、

「なんとなく、あたりまえに白衣を着る」

という風潮が少し苦手です。考えたうえで白衣を選ぶなら、それはそれで正解だと思いますが、私たちの業界にはスーツだったり和服だったり、もっといろいろ選択肢があってもいいのではないでしょうか。

常識のなかにも素敵なことは多いのでしょうが、長年常識であり続けると、その思いの部分は風化して、形だけ残ってしまうものも多いように感じます。それなら私は非常識でもいいから、自分の思いを乗っけたいと思うのです。みなさんをお出迎えする気持ちでスーツを着るのです。最近では、友達の家に来た感じでゆっくりしてほしいときには、私服でいることもあります。

いままでの考え方が変わった瞬間

中学1年生で膝をけがして、かばいながらプレイしていたので、膝のけがを同時に何か所も抱えていました。左膝だけで4つの診断を受けましたし、右膝もふたつの診断を受けました。高校2年生の夏、バスケットボールのプレイ中に足が動かなくなりました。頭では動かせているのに足が反応しないのです。

手術という選択肢がなかったわけではありません。裕福ではありませんでしたが、なにより引っ掛かったのは、「歩けるようになるのに半年、走れるようになってバスケットボールがかろうじてできるようになるのに1年以上かかる」と言われたことです。その言葉を聞いた瞬間、高校2年生での引退を決意しました。かなり泣いたのを覚えています。とても頭がよく優しいチームメイトたちは、いつもなにかとはげましてくれましたが、そのときはあえてそっとしておいてくれました。人前では泣かないと言っていた私が、人前で号泣していましたから。

最初は「あきらめた」感覚がありました。バスケットボールをあきらめた、けがを治すことをあきらめた……。しかし、日が経つにつれ、徐々に気持ちが楽になったのです。それはもう「けがと闘わなくていい」ということだと気づきました。

もしかしたら、ほかの人より早く杖をつくようになるかもしれないし、車いすになったり寝たきりになったりするかもしれないけれど、それはけががあってもなくても起こりうる個人差のある話です。しかも、私は若くしてけがをしたから今後も自分のからだを労われるけれど、ほかの人は元気なぶん、からだを酷使して私よりキツイけがをするかもしれない。

「ものは考えよう」という言葉を、ほんとうの意味ではじめて納得しました。そのとき、「これはあきらめたんじゃない、受け入れたんだ」と思ったのです。

変わり者が気づいた「幸せへの近道」

あん摩マッサージ指圧師になるための専門学校に通いはじめてから、ちょこちょこ違和感を覚えるようになってきました。「こうやったら治る」という教え方や、「俺すごい」みたいな先輩や先生がすごいと思えないのです。もちろんすごいなって思うこともありますが、「ん?」と疑問を感じることのほうが多くなっていました。

また、あん摩マッサージ指圧師になってからも、ひとりでも患者さんを救いたい、幸せにしたいと、とにかく勉強と練習を続けていました。そのときも少し引っ掛かる違和感みたいなものに気づきながら、うまく言葉にすることができないでいました。

その違和感とは、「私は助けてもらいはしたが、治してもらってはいない」ということです。あん摩マッサージ指圧師の人に、私自身も助けられました。寄り添っていただき、応援もしていただきました。でも、治療家として大切なことを見落としていたのです。高校生のときも、上手に痛みを紛らわしてくれて、どうにか試合に出られるようにしていただいたのですが、完治はしていません。

治療家として成長するにつれて、自分にできることが増えていきました。しかし同時に、知識があるからこそ自分にはできないことや、人としてそこには歯向かうべきではないと思うものが、爆発的に増えていく感覚がありました。上達とは自分の無知さを認めることなのではないか、と。

治してもらっていないけれど感謝していますし、少しでも治したい気持ちも嘘ではないのですが、治らなくても幸せにしてあげられるのではないか。また、どうして自分は治っていないのに幸せを感じられたのか。その違和感の答えはたしかに私のなかにあり、頭のなかでも、しっかりイメージが湧いていました。しかし、うまく表現できないのです。

当時から私が感じていた違和感は、聞き心地のいい「治ると信じて施術する」とか「治せると信じる」という、まるでカリスマ教祖さまのような考え方にありました。私は、患者さんを元気にする術を習得すると同時に、逆に自分にはできないこととの線引きを、しっかりと感じるようになりました。施術が未熟なとき、知識がないときにこそ、「これは治してあげられるかもしれない」と期待だけさせて、でも蓋をあけてみるとじつは難しい病気だと気づいて、あとから患者さんに悲しい思いをさせてしまうケースも考えられるのです。

しかし、それに気づいた私の前に、さらなる壁が立ちはだかりました。

「このケースは難しいです、病気とうまくつきあっていきましょう」

と患者さんに説明するようになると、その患者さんはほかの治療院に行ってしまうのです。ほかの治療院では「治る」と言われるからです。でも、ほんとうは治らないのでしばらくしてまたほかの治療院へ行かれます。ごくたまに、しばらくして、

「いろいろ行ったけれど、ほんとうに治りませんでした」

と戻って来られることもありましたが、それはとても稀です。

世の中のあたりまえを根本から変えていかないと、現状はよくならない。あれこれできることをすごいと思う人たちが多い治療家の世界に、「できないことが多いと気づくことこそが治療家の実力だ」なんて言っても、だれも私を師匠にしようなんて思わないでしょう。

そこで私は、患者さんに知っていただくことが必要だと感じました。患者さんに理解していただくことで、健康になる人が自然と増えるのではないかと考えるようになったためです。

名前もなかった健康概念で人の力になりたい

とはいえ、私はずっと悩みながら20代を過ごしました。自分の考えをうまく言葉にできなかったのです。私以外の治療家は、私とまるで考え方が違う。自分だけ間違っているのではないか、自分はおかしいのではないかと悩み続けました。そして次第に、

「いや、自分の考えはおかしくない」

と思うようになり、少し世の中に発信してみました。

いま思えば、その考えを突然説明してみても、相手に伝わるはずがなかったのです。だって世の中に存在しない、しかも目に見えるものでもないのですから。わけのわからないことを主張するヤツだと変人扱いをされるようになり、しまいには宇宙人扱い……。

具体的な説明が必要だと思いながらも、語彙のとぼしい私がとった行動は、おかしいと思う健康概念を否定することでした。その否定した反対の意味の本質を感じてもらうことで、伝えられるのではないかと思ったのです。それは、

「みなさんがあたりまえと思っている本能的な健康概念っておかしくないですか」

というものの羅列でした。ごく稀に、なんとなく感じとってくれる人もいたのです

が、それ以上に得たものはたくさんの敵でした。

そりゃそうです、さまざまなものを否定しまくる人間のそばにいたって、いい気はしません。頑張れば頑張るほど、敵が増えてしまいました。気づけばもう、その思いを発信しなくなっていました。


そんななか、香川県から熊本県へと引っ越すこととなり、とある人と運命的な出会いを果たしました。彼は個人で勉強会などを主宰している人でした。

私はこれまで抑えていた私の思う健康についての思いと批判の数々を、お酒の力も借りて彼に連発してしまいました。それを聞いてくれた彼は、あろうことか、

「おもしろいから喋ってよ」

と言ってくれたのです。私にその勉強会で話をしなよ、というわけです。しかし、私はまた敵が増えるからしたくないと弱気になり、断りました。そんな私に、彼はこう言ったのです。

「それは批判的な言葉を使っているからでしょ？　批判するのではなく、畠田さんがつくった言葉で、ていねいに説明する工夫をしてみては？」

私は後頭部を殴られたような衝撃を受けました。彼は私が示した否定の言葉で囲まれた中身に対して、名前をつけろと教えてくれたのです。

それから私は、３か月後に行う勉強会に向けて、自分の考えを説明するために考え抜きました。

そして２０１８年7月、やっと荒削りながらも世間のみなさんに、はじめて明確な言葉にして発信することができました。そのときの勉強会のタイトルは、「みなさまを幸せにするための正しい不健康」でした。

このとき、実際に聞いてくれた人は30人ほどでした。しっかりと理解していただけた人もいたと思いますが、まだよくわからない、といった表情の人が大半でした。

それから時間が経ち、なぜあのときにはイマイチ伝わらなかったのかがわかってきました。それは、未知のものを説明するために対比するものがなかったということ。そして対比すべきは、いま世の中に浸透している健康概念だということです。

そこで、既存の概念と、私が伝えたい新しい概念の両方に名前をつけ、対比させていくことにしました。

はじめての講義から1年ほど経った２０１９年7月、また同じ勉強会で発表させていただきました。１年間で少し俯瞰して見られるようになったことで、いままでただ否定していた概念に名前をつけることができました。

既存の概念を「本能的健康概念」、対していままで私が言っていた正しい不健康を「理性的健康概念」とし、両者を対比させて説明しました。それによって、集まってくださった人に共感いただけたように思います。

この対比をしたことで、私の思う理性的健康概念が間違いなくすばらしいわけではなく、メリットもデメリットもあり、同様に本能的健康概念にもメリットもデメリットもあることに気づきました。どちらも知ったうえで、みなさん自身が生き方を選んでほしい。そして、いままで知らずに本能的健康概念だけを押しつけられていた人たちの力になれると確信したのです。

2

新しい健康概念と「正しい不健康」

あたりまえにもっている無意識下の欲求

みなさんは、マズローの欲求五段階説をご存じでしょうか。

簡単にいうと、人間の欲求は五段階のピラミッド状になっており、下から順に満たされ、徐々に欲求が上のレベルへと上がっていくというものです。一番下が生理的欲求、そこから順に安全の欲求、社会的欲求、承認の欲求、自己実現の欲求と続きます。

最初に、食べものや睡眠といった最低限の欲求が満たされることで、安全や健康を願うようになり、次に、家族やコミュニティといったなにかに所属する欲求、そして認められたいと思う欲求が生まれ、最後には自己実現を願うものだとマズローは言います。

私もこれに異論があるわけではありませんが、人それぞれ、考え方に多少違いがあるものです。

あるとき、私の友人がアフリカに行って、

「アフリカには、自給自足っていう言葉がなかった」

と驚いていました。自給自足することはあたりまえなので、自給自足という言葉が必要ないのだそうです。

私は生理的欲求の下にあるであろう欲求も、同じだと思っていました。人間（動物でも植物でも同じ）が無意識下で望んでいる欲求、例外なくすべての生きものが求めている、ただ「生きたい」と思う「生の欲求」があると思うのです。「死にたい」と思うことはあってもまだ生きているのは、深層心理の「生きたい」気持ちが勝っているから。死にたい思いが勝ち、死んだときにはもう生きものではありません。生きている限り「生の欲求」が存在すると思うのです。

「生の欲求」があるから、「食べたい」とか「寝たい」という生理的な欲求を感じながら生きることになります。この無意識下での欲求に気づけるかどうかで、大きな差があると感じています。

同様に、みなさんがなんとなく思っている「健康」というものも、なぜかあたりまえに無意識下で共有してしまっているように感じます。

自給自足しか知らない人たちに、自給自足ではない生活を説明することが非常に難しいように、未体験のものを説明するのは難しいことです。比べたことも意識したこともないから、自給自足をしているのに自給自足という言葉を知らないのです。もしアフリカの人に自給自足ではない生活を説明するためには、まずは自給自足とはなに

マズローの欲求五段階と、土台となるであろう「生の欲求」

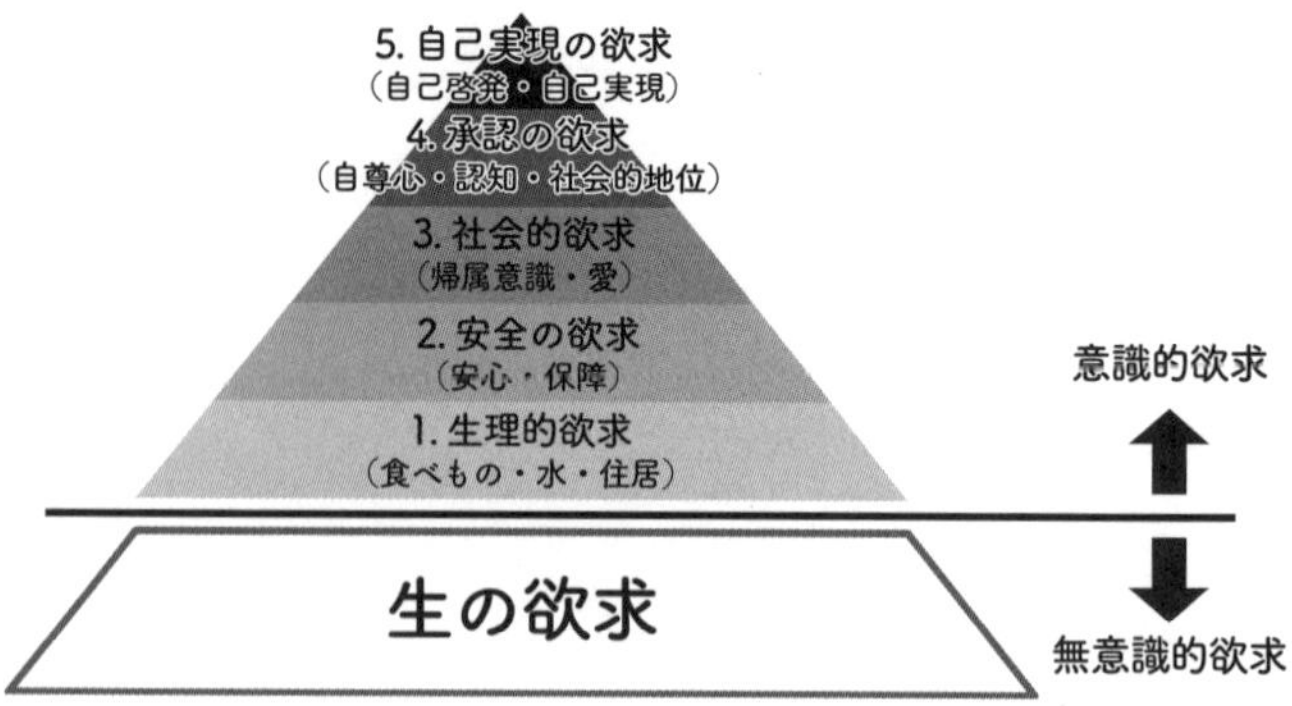

か、ということから説明する必要があります。

そのあと、やっと自給自足ではない生活の説明に入るのでしょうが、説明する側はわかっていても説明される側には未知のことなので、なかなか理解に苦しむでしょう。

そのことと同様に、私がみなさんに伝えたい新しい健康概念を説明するためには、それぞれの健康概念を対比させながら、

「こっちの概念はこういう点があり、それに比べてこっちはこうだ」

と言う必要があると気づきました。

魅力的な生き方をするために知ってほしいこと

では具体的に、「本能的健康概念」と「理性的健康概念」を対比させていきましょう。
まずは、みなさんに聞いてみたいことがあります。

これまでどんな健康法にチャレンジしてきましたか？
いまはなにかにチャレンジしていますか？
次はどんなものにチャレンジしますか？

美容についても同じ質問をしたいと思います。どんな美容法にチャレンジしてきましたか？

落ちついて考えてみれば、健康法や美容法に流行り廃りがあるのは、おかしいと思いませんか。ほんとうに健康になり、美しくなるなら、それが定着していくはずです。
そこには人間の〝なにか〟につけ込んだビジネスが存在しているのです。その〝なにか〟とは「生きたいという欲・美しくなりたい欲」や「健康を侵される不安・美から遠ざかる不安」です。それ自体が悪なのではありません。その感情を利用した健康法もどきや不安をあおるビジネスが、いかがなものかと思うのです。

「生きたいという欲」や「健康を侵される不安」は、もっていてあたりまえです。古くからDNAに刻み込まれた本能でしょう。マズローのいう「生理的欲求」よりも下の欲求かもしれません。種を残すためにどの生きものもあたりまえにもっている、「生」つまり「健康」を追求したい感情。感情よりももっと深層の、無意識下のものでしょう。この内容を問わずに、とにかく生きることにフォーカスした意識のことを本能的健康概念と定義します。これは脳科学的にいうと、脳幹や旧皮質の部分が強く作用しています。トカゲでももっている脳という意味で、脳科学者の間ではトカゲ脳や爬虫《はちゅう》類《るい》脳といわれたりもします。生きるためにもっている本能的な部分のことです。

進化の過程で哺乳類《ほにゅうるい》などの高等な生きものになり、大脳辺縁系《だいのうへんえんけい》といった記憶や喜び・怒り・悲しみなどに関係する脳（ネコ脳や哺乳類脳ともいわれます）を獲得して、さらに進化の過程で人間らしい脳（大脳新皮質《だいのうしんひしつ》）という非常に高度で理性的なことができる脳（人間脳ともいわれます）を獲得するのです。本能を司る部分が変わっていったのではなく、人間はそれに加えて理性を司る脳を新たに獲得したといえます。これらの爬虫類脳・哺乳類脳・人間脳の考え方は、アメリカの脳進化学者ポール・D・マクリーン氏の「脳の三位一体説」をもとにしています。

そして、じつは人の成長の過程でも同じことがいえます。赤ちゃんは、本能の部分はある程度しっかりした状態で生まれてきます。むしろ本能の部分しかないので、本能のままに泣くか笑うか、寝るかおっぱいを吸うか、みたいな生活ですよね。そのあと1～3歳くらいにかけて、おもしろいと思ったものを何度も繰り返す学習能力の部分や感情、記憶を司る部分である大脳辺縁系（海馬など）が成長します。

そして10歳ごろまでに急激に、前頭葉なども含む大脳新皮質が活性化することで、思考や言語といった人間独特の部分が発達して、人間らしい生活を送れるようになります（活性化しはじめる時期には個人差もあります）。

つまり、人間の脳の成長は、人類の進化の過程ともいえるわけです。

私が本能的健康概念と定義した「生きたいという欲」などは、深層心理に染みついたものでしょうし、人間が無意識に行っているものです。むしろ人間以外の生きものでも、自然と本能的に行っていることでしょう。

そして、人間だけにある大脳新皮質（とくに前頭葉）を使い、意識的に考えて行うのが理性的健康概念なわけです。ただ生きるだけならそれは人間でなくとも、もちあわせているものです。

しかし、〝よく生きる〟とはどういうことかを考え、不健康について考えたり理解したり受け入れたりといった高度な思考は、人間にしかできません。そしてこれは、みずから意識的に思考しなければ得られることはないでしょう。無意識に生きていたら、深くからＤＮＡに刻まれた本能的健康概念が間違いなく勝ってしまいます。だからこそ理性的健康概念を意識してもらいたいのです。


ここで、再びみなさんに質問です。

みなさんにとって、魅力的な車の条件ってなんですか？


デザインであったり走りであったり、優先条件はさまざまだとは思うのですが、「ブレーキの性能」と答える人ってかなり少ないのではないでしょうか。

でも、よく考えてください。ほんとうはすごく大切ですよね、なにより「ブレーキ」が。大切だけど少し地味。逆にスピードや走りにつながる「アクセル」のほうが、かっこよくて華があるわけです。

これを健康に置き換えるなら、本能的健康概念がアクセルであり、理性的健康概念がブレーキです。生きる力がアクセルで、それをコントロールするのがブレーキです。

生きる気力や欲のない人が魅力的に見えないのと、踏んでも走らないアクセルを備える車に魅力がないのは似ていませんか。

では、もっとも危ない車の状態とは、どのような状態でしょうか。それは、アクセルはどんどん踏めるのにブレーキが効かない状態です。

健康でいうならば、本能的健康概念が強すぎて理性的健康概念が弱い状態が危険ということです。この状態のときに不安感をあおられやすく、無理な健康を追いかけて失敗しやすいのです。

そうならないために理性的健康概念（＝ブレーキ）が必要なのです。ほかの対処法のひとつとして、本能的健康概念（＝生きたいという欲）を減らすこともありますが、そうするとエネルギッシュな魅力が減ってしまうわけです。

魅力的な生き方を考える

たとえば車なら…

	ブレーキ強	ブレーキ弱
アクセル強	理想 （生きたい欲は強いがコントロールできる状態）	危険 （生きたい欲はあるがコントロールできない状態）
アクセル弱	魅力弱 （生きる気力・欲がない状態）	適正 （生きたい欲とコントロール力のバランスがとれている状態）

理性的健康概念は、ただ長生きすればいいというわけではなく、「いかに生きるか」という地球上で人間だけが考えることのできる概念です。

理性的健康概念の必要性をご理解いただけたでしょうか。また、どちらも必要だけれど、考えずに生きていると「本能的」になってしまう点もご理解いただけたでしょうか。

みなさんの本能的健康概念を刺激する、

「夢や希望をもとう」

などといった言葉が巷にはあふれています。いっぽう、理性側を刺激してくる言葉があったとしても、それはあまり魅力的に見えません。だから理性的健康概念が必要だということがなかなか伝わらないのです。

この理性的健康概念のひとつの例として、「幸せになるための正しい不健康」を挙げたいと思います。

どちらがではなく、どちらも正しい

勘違いしてほしくはないのですが、私のいう理性的健康概念が正しくて、本能的健康概念が正しくないというわけではありません。トカゲ脳の部分が退化することなく残っているということは、あたりまえですが本能も非常に大切だからでしょう。

本能的健康概念が強すぎてしまうと不安をあおる詐欺まがいのビジネスに騙されたりするリスクは上がりますが、悪いのはその感情を利用して金儲けをしている人たちです。

逆に本能的健康概念が弱すぎる人には、それはそれで魅力を感じません。

生きていくには「欲」は必要です。「欲」というとなんだか悪いもののように聞こえるかもしれませんが、「素直」や「裏がない」などのポジティブな言葉に言いかえることもできます。

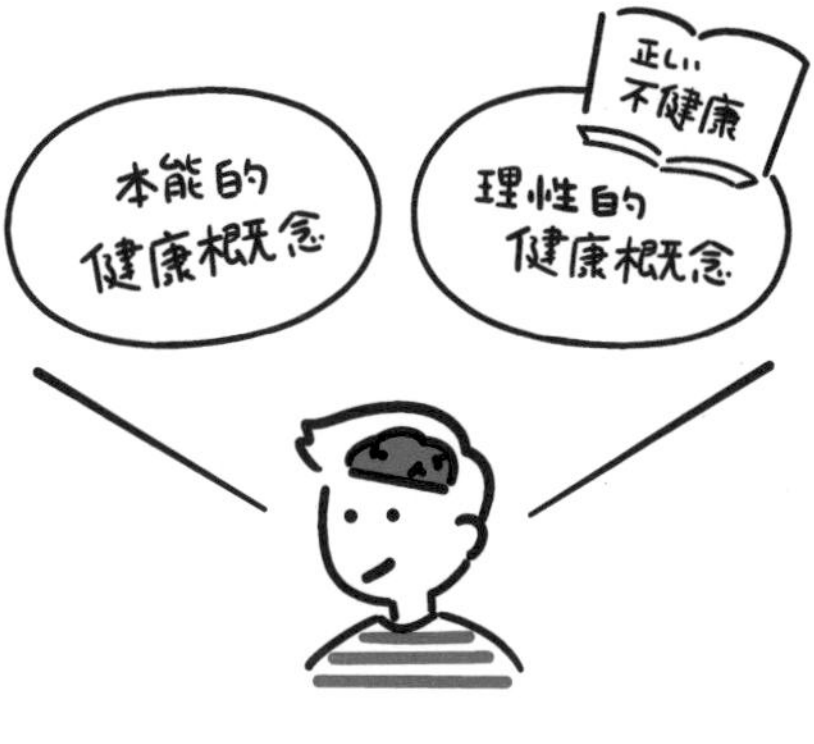

ふたつの健康概念を比べてみる

ここで、それぞれの健康概念の特徴を挙げます。

【本能的健康概念】

以下の5つの特徴は、「生きる」ことに深く執着をもった行動や思考です。人間以外の動物などにもみられます。脳科学的にいえば、トカゲ脳やネコ脳でもできる能力で、人間にも残っている能力です。

①他人を気にする

弱肉強食の時代が長かったため、ほかの生きものとの競争意識が潜在的に残っている。

②欲を原動力にする

欲を満たそうと行動する。

③まずやる（飛びつく）

直感を大切にし、深く考えずにまず動く。

④からだを利用する
からだを、生きるための道具として考えている。むしろなにも考えておらず、からだを労わる考えをもたない。
⑤同意共感を求める
他人のためにではなく、自分の欲を満たすために同意共感をする。

【理性的健康概念】
以下の5つの特徴は、本能的健康概念と対比した人間ならではの行動や思考で、大脳新皮質によってもたらされる能力です。

①自分の物差しで判断する
自分なりの健康とはなにかを考え、健康観をしっかりともつ。
②病気を受け入れる
病気や障害は、幸せを伝えてくれる使者であると考える。
③みずから考え、選択する
自分自身の頭で考え、決断する。
④からだに感謝する

からだは消耗品だと受け入れて感謝し、大切に使うことができる。

⑤強要しない

他人に強要しない。自分にいいものが他人にいいとも限らないと考える。

次に、それぞれの概念を比較しながら解説します。

【本能的】①他人を気にする
【理性的】①自分の物差しで判断する

人間ではない生きものにとって、本能的な感覚において「己」という認識さえないのではないでしょうか。イヌやネコが鏡に映る自分をイヌやネコだと認識しても、自分とは認識しないように、他人というものを強く意識することで自然と「己」が浮き彫りにされているように思うのです。あいつより長生きしてやる、あいつに勝ってやる、あいつを倒してやる、といった弱肉強食の世界では純粋に「己」を見ていないのです。

対して、「己をしっかりと見つめる」ことは、人間にしかできない理性的な行為です。

客観的に自分を見ること、自分の世界観（ここでは健康観）をしっかりともつことが理性的健康概念なのです。

【本能的】②欲を原動力にする
【理性的】②病気を受け入れる

前述（50ページ）のアクセルとブレーキのたとえでもおわかりいただけると思いますが、「病気を受け入れる」について具体的にお話しします。

語弊があるかもしれませんが、あきらめるという感覚に近いように感じています。病気と障害の境目は曖昧ですが、障害については比較的受け入れられていることも多いのではないでしょうか。たとえば視力が悪くてコンタクトレンズをしている人は多いですが、考え方によってはこれも一種の障害です。レーシック手術などで治そうとする人も多いですが、まぁ仕方ないかと受け入れている人も多いです。では、がんはどうでしょうか。大変な病気になったとなかなか受け入れられない人も多いでしょうし、がんなんてみんななるからね、と受け入れられる人もいると思います。

治らないものが障害で、治るものが病気とするならば、
「病気は治す努力をしましょう。でも障害は受け入れましょう」

というのが理性的健康概念です。しかし、現代の病気や障害の線引きは曖昧なため、治す努力ではなく、受け入れたほうがいい病気もたくさんあるのです。

勘違いしてはいけないことは、理性的健康概念が正しいというわけではないということです。治そうと努力する本能的健康概念があるからこそ、進歩する医学もあります。どっちもあっていいのです。しかし、現代でだれも声を上げないから理性的健康概念を知らず、つらいのに病気と闘い続ける選択肢しかもてずに苦しむ人がいるのなら、それは悲しいことだと思います。

【本能的】③まずやる（飛びつく）
【理性的】③みずから考え、選択する

いいとされるものにまず飛びつくのが本能的健康概念で、しっかり考えることが理性的健康概念というのは、わかりやすいと思います。これもどちらがいい悪いではありません。石橋を叩いて叩いて渡ることにだって、メリットもデメリットもあるでしょう。すぐに飛びついて失敗するケースだって多いでしょう。大切なことは、行動し、フィードバックし、また考えるというバランス感覚です。

テレビで放送されていた○○健康法に飛びついてみたけれど、いつの間にかやらなくなっている……。それは深く考えずにやってみたあと、しっかり考えていないから、自然とやらなくなっているのでしょう。ある程度やってみて「これは効果がないな」とか「私にはあわない」とフィードバックし、判断できているなら、本能的健康概念と理性的健康概念をバランスよく使えていて魅力的な人だと思います。

【本能的】④からだを利用する
【理性的】④からだに感謝する

本能的健康概念のほうに「利用する」と書いていますが、これは、考えていないからただなんとなく「使っている」「利用している」ということになると表現したほうが正しいかもしれません。本能的に動くと目の前の課題（たとえば昔だと狩り、いまだと仕事など）を達成することや欲求を満たすことにフォーカスし、自分のからだについてあまり考えず行動していると思うのです。自分を客観視できていないこともあるでしょう。いまから好きな子をデートに誘おうと思っているときに、

「ドキドキして心臓に負担をかけているな」

とか、かなり重要な仕事に必死になっているときに、

「あぁ、このパソコン作業を続けていたら肩はこるし、眼精疲労で頭痛になるかもな」

なんて考えないと思うのです。

自分のからだを労えることは、人間以外の動物にはない能力のひとつです。iPS細胞の研究が進めばまた変わってくるかもしれませんが、基本的にからだは消耗品なので、使えば使うほど摩耗します。わかりやすいのが関節です。個人差はありますが、どんな人であれ関節は少しずつ摩耗していきます。心臓も同じです。10億回とか15億回とか20億回とかいろいろな説がありますが、どちらにせよいつか疲れて衰えて動かなくなるのです。栄養をとって元気にしていれば関節だって心臓だって脳だって、いつまでも動く……というものではないのです。もしかしたら今後、膝が痛くなったからデパートで新しい膝を買って交換、みたいな時代がくるかもしれませんが、基本的にはからだは消耗品で取りかえることができないので、大切に取り扱うなり、感謝するなりすべきものなのです。

そこを踏まえたうえで、人間はなにをするにも少しずつ命を削っていると思うと、どんなことにも本気になれたり、人がしてくれたことを些細なことでも尊いと思えたりするのではないでしょうか。

【本能的】⑤同意共感を求める
【理性的】⑤強要しない

同意共感を求められた側は、①の「自分の物差し」ではなくなるため、③の「みずから考える」もできなくなってしまいます。基本的に、他人に強要されると、理性的とはいえない言動になってしまいます。同意共感を求められた側は、しっかりと考えて答えを出す。意見やアドバイスを言われた側は、受け止める。相手と違った意見でもお互いに否定せず認めあえる場合は、非常に理性的な判断といえるでしょう。

「幸せになるための正しい不健康」とは

ここからは具体的に、理性的健康概念のひとつである「幸せになるための正しい不健康」のお話をしましょう。従来の健康と幸せの関係性は、62ページの図のようなイメージです。

帯状のラインがみなさんの平均値です。多少の個人差はあるにせよ、健康と幸せが比例関係になっています。このような考え方で世の中は動いており、これがあたりまえであるかのように、だれもが育てられてきているのではないでしょうか。健康を積み重ねたら幸せで、反対に不健康になっていくと幸せが減っていくという、世の中では一般的な感覚です。

私も自分のけがを受け入れるまではそうでした。なにも考えずに生きていると、本能的にこのような思考になってしまうのです。しかし、けがを受け入れて幸せになれたときから、なにか違和感を覚えていました。下図のような関係性に覚えた違和感の最大の要因は、終わりがないことです。いつになったら健康になって、いつになったら幸せになるのか……ということです。

しかし、私が提案する図（63ページ）では違います。「老化」や「死」という絶対的な不健康を考えるならば、この図のほうが正しいと思うのです。人それぞれ死ぬタイミングは違いますが、かならず終わりがきます。そして、生まれたと

健康と幸せの関係性（従来イメージ）

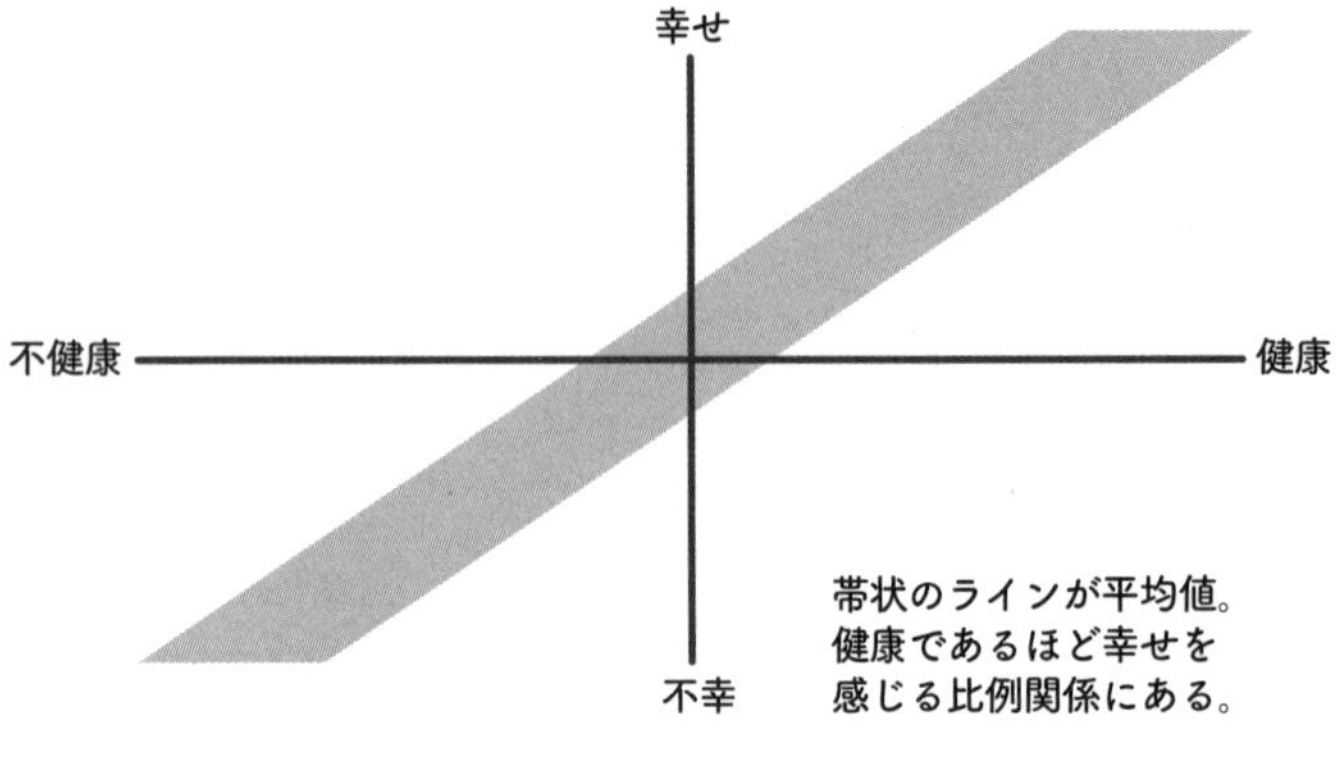

きが一番ナチュラルであって、歳とともにいろいろな悪いものが増えていきます。

本来、健康になるということはなにかを足すことではなく、その悪いものを取り除くことだと考えています。たとえば、たばこや酒といった死の方向へアシストするものをやめると、不健康に向かうスピードは下がるのです。「健康になった」という表現より「不健康になるのが弱まった」という表現のほうがあっているかもしれません。このような複雑な思考は人間にしかできず、理性的といえるでしょう。

下図では、これまでの健康観に適応した平均値を、帯状のラインにしています。不健康な人ほど不幸になっていくという比例関係を示したラインです。しかし、

健康と幸せの関係性（正しい不健康ver.）

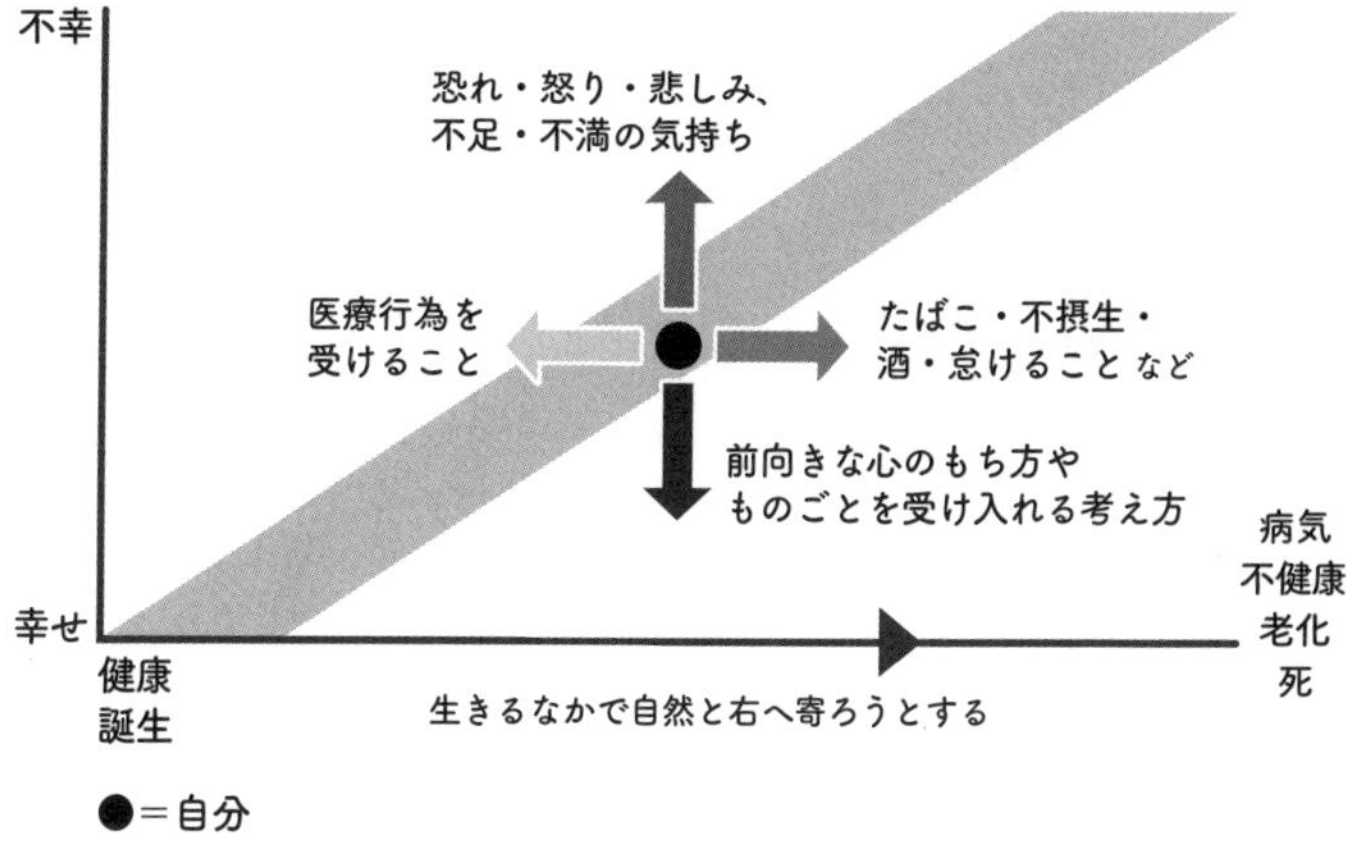

私はこのラインは幻想だと思っています。考え方や生活の仕方で黒い丸（この図でいう自分）は上下左右動ける（健康にも不健康にも幸せにも不幸にもなれる）と考えています。そして、それを意識して動かすこともできると考えます。意識してもどうしようもないのは横軸の矢印で、みな平等に刻一刻と死に近づいていることを示しています。

私が提案する健康概念で生きていけるなら、病気があろうと死ぬ直前であろうと幸せでいられます。ドラマや映画で、死ぬ前に幸せだったとつぶやく場面を観て感動したこともあると思いますが、よく考えてください。実際に自分自身が死ぬときに、感謝しながら幸せだったと言える自信はありますか？　もし言えるというのなら、どうして病気やけがを悔んだり嫌がったりするのでしょうか。病気やけがの先にあるものが死だとして、死を受け入れることができるなら、それに比べてちっぽけな病気やけがをなぜ受け入れられないのでしょうか。

私の言う皮肉まじりの「正しい不健康」……それは日々気づかない程度のスピードで間違いなく老い、死へと近づいている自然な状態のことです。みなさんが健康と思っている間に、徐々に不健康に近づいていているという事実を受け入れていただきたいのです。まず受け入れないことにははじまりません。受け入れて考え方を変えることで、得られる幸せがあるはずです。

逆に、受け入れさせないで幻想をもたせることで儲けているビジネスもあります。それらのビジネスは、人の不安をあおることで成立しています。不安をあおられた人が藁《わら》をも掴む思いで商品を買わされます。ほんとうに効果があるのかも怪しいですが、仮にあったとしても図（63ページ）でいう黒い丸（自分）は左に寄るだけです。左に寄ったことで一時的な安心感を得て下に寄ることはあるけれど、不安に駆られ続けている限り、上へ上へと誘導されて幸せから遠ざかってしまうのです。そして再びなにかしらに飛びつき、騙されるでしょう。健康グッズを買う人って、とにかくいろいろ買ってしまいませんか。これを何度も繰り返しているわけです。

大切なことは、自分の心を下方向へもっていくことです。これは理性を使わなければ絶対にできません。そして、下方向へもっていく具体的なアクションのひとつが「不健康を受け入れる」ということです。

もし、たばこやお酒がやめられなくても、死の方向へと加速していようとも、自分でそれを理解し、納得したうえで病気をも受け入れて生きていれば、幸せを感じられると思います。私自身もお酒が好きで、肝臓の病気になるであろうことは受け入れています。病気にならないに越したことはないですが、なっても後悔はしないでしょう。

お酒をたくさん飲みたい、でも長生きしたいというのは、少し欲が強すぎると思いませんか。本能の部分が強くなっているのです。

絶対的な不健康はあり、死や病気も仕方がないと受け入れる。すべてを治すのではなく、不健康を正しく理解して受け入れて生きていく「正しい不健康」くらいで、ほんとうは幸せなのです。めちゃくちゃ不健康だけど幸せ、と思える境地もあることを知っていただきたいと思うのです。

理性的健康概念について具体的な健康法をご紹介するなら、私が考案した「原始時代的健康法」がそうだといえます。これはあくまで、現代で主流になってしまっている本能的健康概念に対してのアンチとして考えたものです。

旧石器時代～近現代 時代別の年表

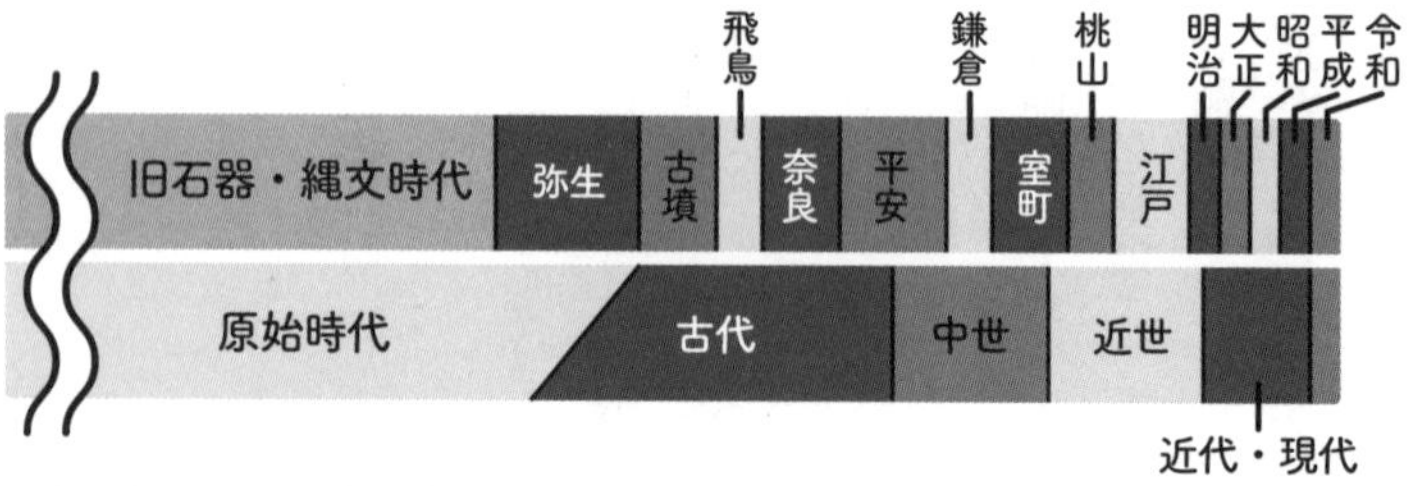

日本における旧石器時代は約４～５万年前よりはじまったとされています（諸説あります）。

なぜ、私が思う健康法が原始時代的な生活なのかというと、右図をご覧ください。人類の歴史のなかで、もっとも長いのは原始時代です。

現代の生活において、流行りの健康法は数年でコロコロと変わっていきます。しかし長い歴史のなかで、人間のDNAはその変化には対応できておらず、昔の生活のほうがあっていると考えるのが自然だと、私は思います。

原始時代的健康法と言いましたが、稲作がはじまった時代以降も、戦前までは決して裕福とはいえない時代が長かったでしょうし、旧石器時代よりも前は、人間は猿だったかもしれませんが、生活は旧石器時代とさほど変わらないでしょうし、積み重ねてきたDNAはどう考えても現代の生活にあっていないと思うのです。原始時代＋αの「約5万年」vs「戦後75年」ほどです。距離で言いかえると50キロメートルvs75メートルだと思うとイメージが湧くでしょうか？　ご自分の家から50キロメートルのところを地図で探してみてください。75メートルなんてすぐ近所です。どっちが人間に適しているでしょうか。

原始時代的健康法を具体的に挙げると、次のようになります。

①なるべく裸足、裸で生活、風呂は水

②滅菌・殺菌商品を使いすぎない
③糖質ＯＦＦ（極端に減らす）
④多種の食品をとる、季節のものを食べる
⑤排泄《はいせつ》を意識する
⑥自分の感覚を頼りにする
⑦からだを動かす（狩りと夜の営み）
⑧原始的な医療

これらはあくまで一例です。これがかならず正しいというわけではありません。安易に飛びつかず、自分で足りないものを考えて選択することが大切ですが、とりあえずひとつずつ順を追って説明していきます。

①なるべく裸足、裸で生活、風呂は水
靴や靴下を履かないほうが健康的です。足の裏を刺激することで、バランス感覚もよくなります。たとえるなら、自然の〝青竹踏み〟。イボイボのついた健康板みたいな青竹を健康のためにわざわざ踏まなくても、裸足で凸凹のところを歩けばいいのです。ただ、現代社会ではバリアフリーで道は平らになっているし、夏のアスファルトは熱くて歩くのは無理ですね。

裸で生活も同じで、服なんてなくても体温調節できる力が、人間には本来あるわけです。人間以外の動物で、みずからなにかを纏《まと》う生きものはいません。ミノムシやカタツムリ、ヤドカリなどは例外ですが。なくてもいいものを纏っている生きものはいない、といえば語弊がないでしょうか。

エアコンがないと危険なのか、それともエアコンがないと生きていけないからだになってしまったことが危険なのか……。私は後者の要素が強いと思っています。だからといって「エアコンをつけるな」というわけではなく、あくまでバランスが重要で、突然やめて健康に害があってはいけません。なにも考えずにエアコンをつけるのではなく、

「今日は比較的涼しいから、自分の体温調節で頑張ってみようかな」

と考えてみるところから、スタートするものいいと思います。

この考えからいくと、お風呂も本来は水でいいはずなのです。私たち現代人が突然水風呂にすると風邪をひきますが、原始時代にお湯なんて基本的になかったでしょう。水でからだを洗う生活をしていれば、体温調節能力ももちろん高かったでしょう。そして、水に慣れていたからこそ、たまの温泉などが効果的で、湯治という文化ができたのではないでしょうか。

また、お風呂でいうならば、原始時代はそんなにからだをこすることなく、石けん

などを使わなくてもきれいだったのだろうなと思います（どこまで現代社会が容認してくれて、再現できるか微妙なのは承知しておりますが、ひとつの考え方としてお伝えしています）。

②滅菌・殺菌商品を使いすぎない

私はお風呂でからだをゴシゴシ洗いません。「清潔なほどいい」みたいな風潮に違和感があります。「菌」ってそんなに悪いものなのでしょうか。「菌」を悪者にしたビジネスが勢力を増し、世間は洗脳されすぎていないかと思うのです。でもみなさん「乳酸菌」とか「ビフィズス菌」とかは好きですよね。同じ「菌」なのに。菌にはいいものもあるのに、なんでもかんでも滅菌・殺菌の方向へ走りすぎている気がします。また、よくない菌も、ある程度身のまわりに存在してくれることで、からだにとっては訓練になっているのです。

たとえば、病気で手術をして無菌状態を経験した人は、そのあと無菌室から出るときに非常に神経を使います。菌をなくした環境にいたことにより、普段ならなんてことない弱い菌にさえ勝てない状態になってしまうのです。たとえるなら、一度過保護状態にしたことで甘えてしまって、過保護状態から抜け出すことができない……といった感じでしょうか。日ごろから少しは菌にふれているほうが、自分の免疫を遺憾なく発揮し、元気を保つことができます。その状態が真の健康であり、滅菌や殺菌によって過保護にされた状態での元気は、見せかけの健康ではないでしょうか。滅菌・殺菌の商品が売れ筋となり、その商品を頻繁に使う人は菌に対して弱くなり、体調を崩しやすいからまた売れる。その繰り返しなのです。

③糖質OFF（極端に減らす）

糖質を一切食べるなという意味ではありませんが、極端に制限しても、現代では自然と糖質が十分足りるような食生活になっています。

たとえば、肉食動物は植物を食べなくても、しっかりとビタミンを補充できます。肉ばかり食べていても、そのなかにビタミンなど（野菜ほどではなくても）が入っていますし、栄養価の比較的高い内臓などからとることもできます。

つまり、なんの栄養素をとるかを考えて、食生活を工夫することはいいとは思うのですが、そこまで考えるのが面倒くさいという人は、原始時代の人たちと同じような食生活を心がけてみてはいかがでしょうか。からだは意外と原始時代の食生活に適応すると思いますよ。むしろ現代の食生活のほうが適応していないんじゃないか、とすら感じます。

流行りのマクロビオティックなども、粗食という意味では原始的だと思うのですが、それに加えて、ガッツリと肉や魚を食べていいと私は思います。人間はもともと狩猟民族ですから、そちらのほうがからだにあっていると考えています。

私が思う糖質ＯＦＦの方法は、まず極端に炭水化物を減らします。旧石器時代にはまだ農耕はされていません。縄文時代以降は農耕されていたとはいえ、たらふく食べられることなんてなかったでしょう。つまり、炭水化物を意図的にとらなくても人間のからだは大丈夫なのです。芋や豆など糖度の高い野菜をとれば、１日に必要な糖質の摂取量は足りるでしょう。肉や魚にだって多少は含まれています。肉食動物が炭水化物を食べないように、人間も無理に炭水化物をとらなくてもいいと考えるほうが自然ではないでしょうか。人間は肉や魚、野菜、山菜、海藻などで十分生きていけるのです。

炭水化物よりも肉のほうが人間の食生活にあっていることを、肉食動物と草食動物の違いから考えてみたいと思います。

人間の腸は約７〜９メートル、ライオンの腸は約７メートル、ヒツジの腸は約31メートル。人間はあきらかに肉食のライオンに近い長さです。ライオンやオオカミといった肉食動物は目が前についていますが、ヒツジなどの草食動物は目が横についています。人間の目も前についていますね。草食動物は臼歯《きゅうし》ですが、肉食動物には犬歯《けんし》があります。人間にも臼歯はありますが犬歯（糸切り歯）がついています。

人間のからだは、まだまだ肉食に対応しています。穀物を食べるようになってからの歴史が浅いのです。糖尿病や脂質異常症（高脂血症）などの病気は、人間のからだが現代の食事に対応しきれていないことも要因となり起こるのだと私は考えています。

それから、お菓子や果物についても、そんなものは原始時代にはありませんでした。果物はあったと思われるかもしれませんが、そのころの果物は品種改良されておらず、現代の果物よりも糖分が少なかったと思います。

前述の「①なるべく裸足、裸で生活、風呂は水」の項目では、足の感覚を含めた健康を大切にするとお話ししましたが、舌の感覚を含めた健康も大切です。糖分に慣れてしまっている現代人は、少々のことでは甘さを感じなくなっているのではないか。普段から薄味・甘さ控えめにしていれば、味覚が研ぎ澄まされ、少ない量でもうま味や甘味を感じられるのではないか。その味覚を手に入れられたら、ほんとうの健康に近づいているといえるでしょう。

また、現代人の舌は、油にも慣れすぎています。原始時代には油をどんどん使う料理なんてありませんでした。おいしい料理をつくる工夫もいいことですが、おいしく感じられる舌をつくることも健康には大切です。

④多種の食品をとる、季節のものを食べる

「○○を食べたらからだにいい」みたいなことをたくさん耳にしますが、そんなことは、昔はできませんでした。原始時代に、なにかしらの食材ばかりを安定的に供給できたとは考えにくいのです。

「昨日食べたシカがおいしかったから、今日もシカにしよう」

と思ったとしても、またシカがとれるとは限りません。

「イノシシしかとれず残念だ……」

とも思わないでしょう。まず食べられること自体がありがたいのです。その場にあるものを食べるので、自然と多品目をとることにつながります。また、長期保存もできないので自然と季節のものを食べていたでしょう。当時は考えてもいなかったでしょうが、究極の地産地消です。現代ではむしろ地産地消のほうが難しく、意識的にしないとできません。アフリカの自給自足の例（44ページ）と同じで、「地産地消」といった言葉も、割と最近できたのでしょう。地産地消といった言葉が意識されること自体、やはり私たちは不自然な社会を生きていると感じてしまうのです。

⑤排泄を意識する

よくダイエット法などで「〇〇を食べたらいい」とか「〇〇を抜いたらいい」とか聞きますが、私は「とにかく出したらいい」と思っています。質量保存の法則というものがあるわけですから、食べても出したらいいのです。排便はとくに大切ですが、便に限らず、尿や汗も含めて、とにかく出すことを意識すればおのずと健康に近づきます。原始時代の人たちは、現代人よりも排泄の能力が高かったでしょうし、意識せずにできていただろうと推測します。狩りをしたり薪割りをしたり水を汲みにいったりと、日常生活のなかで自然と排泄に必要な筋肉が鍛えられていたとも思います。

その筋肉とは「骨盤底筋群《こつばんていきんぐん》」です。これを鍛えるために、あれしたらいい、これしたらいい、とさまざまな説を耳にしますが、私は、

「原始的な生活をおくりましょう」

とお伝えしています。原始時代の人と同じくらい歩いたり運動したりしていれば、おのずと健康になるでしょう。しかし、現代では交通機関が発展し、水道やガスも整備され、どう考えても、生きるために必要な労力は激減しています。ならば意識的にその便利さに歯向かい、運動していかなければなりません。

原始人の排泄の能力が現代人よりも高かったであろうことを裏づけるのは、出産と月経です。

からだからなにかを出すという広い意味で考えると、排便も出産も月経も近い能力が必要です。原始時代は、助産師や医師がいなくたって出産していたでしょう。ほかの動物もそうです。本来、手伝われなくても出産できる能力が人間にはあったと考えられます。出産が簡単だったとは思いませんが、いまよりも手助けがいらずに産めていたと考えていいと思います。外へ出す力が優れていたとするならば、同じように排便の状態もよかったと考えられます。

また、埴輪《はにわ》や武器などが遺跡から発掘されたとは聞いたことがありますが、生理用品が発掘されたとは聞いたことがありません。つまり、排出する経血をある程度我慢できたのではと推測しています。便や尿を、ずっとは我慢できなくてもトイレまでは我慢できるように、月経によって排出される経血もある程度我慢できて、適切な場所で出していたと考えるのは自然でしょう。じつはこれも骨盤底筋群の能力です。現代人が骨盤底筋群のトレーニングをし、腹圧を上手にコントロールしてしっかり締めることができるようになれば、尿漏れなどを防ぐことができます。また、しっかりと搾り出すことができれば、残尿感や尿切れの改善にもつながります。しっかり出せるし我慢もできる骨盤底筋群を、原始時代の人たちはもっていたと考えます。

⑥自分の感覚を頼りにする

現代には賞味期限というものがあり、これに頼った食生活をおくる人も多いとは思うのですが、ここにも多少の違和感を覚えるのです。原始時代の人たちは、賞味期限なんて気にしていたでしょうか。たぶん気にしていませんよね。だって存在しなかった考え方でしょうから。自分の目で見て傷んでないか、においはおかしくないか、口に入れて味がおかしくないかと判断します。そして、もし味が変なら吐き出すだけです。もしかしたら、吐き出してさえいないかもしれません。現代人とは考え方の物差しが違ったと思うのです。現代人は迷ったら食べないでしょう。ほかに食べるものがありますから。

でも、原始時代の人たちは迷ったら食べたと思います。食べるものがないのだから。そのなかで、ギリギリ食べられないものを自分の感覚でジャッジできる能力をもっていたでしょう。そこまで感覚的に健康であれば、きっと自分が欲するものが必要な栄養素であったりしたのだろうと思います。みなさんも夏に酢のものが食べたくなったり、冬にしょうがや根菜が食べたくなったりしませんか。その感覚を大事にしてほしいのです。

⑦からだを動かす（狩りと夜の営み）

運動量についての話ですが、原始時代の人たちは、狩りや、生活のために必要な家事と夜の営みくらいしか、運動をしていなかったのではないかと考えられています。娯楽はなかっただろうし、そんな暇もなかったでしょう。唯一考えられるとするならば、神事での祭りや踊りくらいでしょうか。しかし、それでも十分なほどに動けていたでしょう。現代人もまったく同じようにはできないでしょうが、原始時代の人たちの運動量を想像して意識して動いてみると、健康に近づけると思います。

そういった意味で、もう少し現代人に大切にしてほしいと思うのは夜の営みです。昔はいまよりも子だくさんでした。夜の営み自体も体力を使いますし、いいホルモンが出て、健康にもいいと考えられます。元気なおじいちゃんにエロ親父が多い気がするのは私の主観かもしれませんが、一理あると感じています。

⑧原始的な医療

みなさんは、もっとも原始的な医療はなにかご存じでしょうか。最古の医療といってもいいかもしれません。それは「手あて」といわれています。

健康に大切なのは食事であり、それは原始時代の人たちにとってもそうだったかもしれませんが、不健康な食生活をする原始人がいなかったと仮定するならば、食事で健康を保とうとは考えなかったでしょう。不健康な食生活があたりまえになっている現代だからこそ、食事に気をつけると健康になるのだと考えると、少し複雑な気持ちになります。

食事で健康になると考えられていなかった時代の最初の医療は、痛いところに手をあてる「手あて」だったのではないでしょうか。手をあてて患部を温めていたのが温熱療法になり、手をあてて筋肉をほぐしたことがマッサージになり、手のかわりにヨモギをぬったり、ヨモギを干して灸にしたりと徐々に医療に発展したと考えられています。

私が生業としているあん摩やマッサージや指圧の原点と、医療の原点である「手あて」が関わり深いと思うと、少しうれしく思います。あん摩やマッサージや指圧はハートフルで副作用もない医療ですので、もっと世の中に理解され、普及していくことを願っています。

3
日常生活と健康の素朴な疑問
Q＆A

Q1 治療院、整骨院、接骨院、ほねつぎ、整体とかたくさんあるけれど、なにが違うの?

A 施術者がもつ資格がそれぞれで異なる。

まずは治療院から説明しましょう。たとえば、私がもっている資格で開業できるのは治療院です。あん摩マッサージ指圧師や鍼師、灸師のどれかの資格をもっていたら治療院が開設できます。しかし注意が必要なのは、仮に「畠田治療院」と書いてあれば、畠田はなんの資格をもっているのかわかりません。「畠田鍼灸院」とか「畠田鍼灸治療院」であれば、鍼師と灸師の資格をもっているのは確実でしょう。もしかしたらあん摩マッサージ指圧師の免許をもっているかもしれませんが、もしもっているなら「畠田鍼灸マッサージ治療院」などと書くほうが一般的でしょう。また、施術者がふたり以上いる場合は、ひとりが鍼灸師でもうひとりがあん摩マッサージ指圧師であれば、鍼灸マッサージ治療院と看板を掲げることができます。

つぎに整骨院・接骨院・ほねつぎですが、じつはどれも同じで、柔道整復師という資格があれば開設することができます。中身は同じなので、好きな名前をつけられます。昔は「ほねつぎさん」と呼ばれたりしていたようですが、最近では接骨院が増えました。しかし接骨院やほねつぎには、骨を激しく動かしバキバキ痛いことをされそう、というイメージをもつことが多いようです。15年くらい前から整骨院のほうがトレンドになったような気がします。現在も混在していますが、とくに内容の違いはありません。整骨院は、骨折、捻挫、脱臼、打撲、挫傷のみを診ます。いわゆるけがであり、救急性が高いため、この5つに関しては医師の判断がなくても保険が請求できる場合もあります（あん摩マッサージ指圧師の保険の場合は、医師の同意が必要）。

整体は、医療として定められた法に則った独立ができない、民間資格をもつ整

混同しやすい「院」のちがい

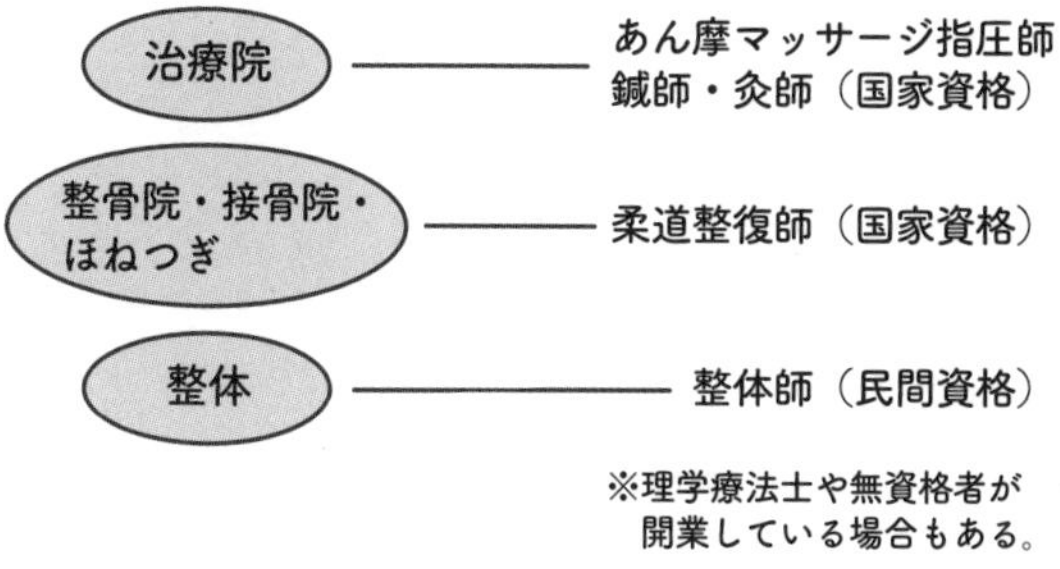

※理学療法士や無資格者が
開業している場合もある。

体師などが開業するときに使う名称です。資格をもたない人でも、突然やろうと思えばできます。昭和35年の判例により、訴えられたり罰せられたりすることはないでしょうが、胸をはって「やっていいですよ」と言えるものでもありません。

理学療法士などによる整体の独立もだいぶ世の中に認知されてしまっていますが、同じく堂々とやっていいとは言えないと思います。それでもお客さんのためを思って本気で施術している人が多いです。技術も情熱もあるのは事実です。しかしあくまで理学療法士は医師の指示のもと、理学療法を行う存在であるべきです。

Q 2 鍼や灸、マッサージの使い分けは？

A マッサージは比較的オールマイティ。鍼は急性疾患（けがなど）。灸は慢性疾患（内臓疾患）に向いている。

一般的に、マッサージは全般的なからだの不調に対して効果があり、鍼は急性疾患（けがなど）に効果があり、灸は慢性疾患（内臓疾患）に向いているといわれています。

とはいえ、施術者は鍼師の資格だけをもつ人もいれば、灸師の資格だけをもつ人もいます。それでも急性疾患に灸、慢性疾患に鍼といった施術もできなくはないですが、いまの時代は鍼や灸をあえて望む人は少なく、マッサージが基本になっています。

そのため、あん摩マッサージ指圧師の資格をもっていない鍼灸師の人や、柔道整復師の人なども、マッサージとは別の名称を用いて、実質マッサージと同じことをしているケースが存在するのでしょう。

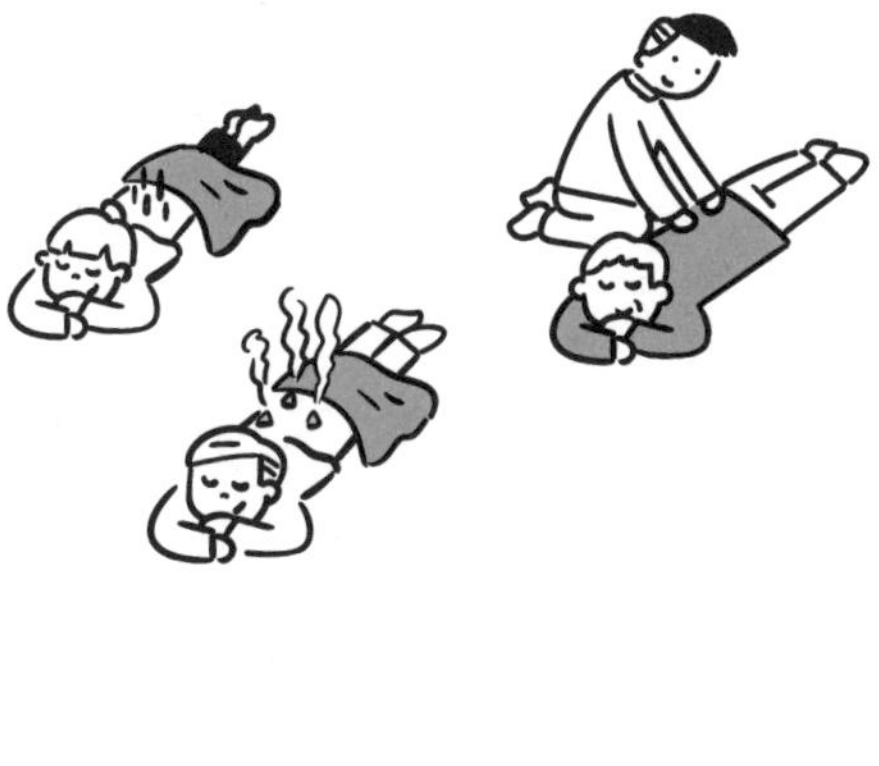

Q3 なぜ、あん摩マッサージ指圧師や鍼灸師は、国家資格をもちながらも認知されにくいの？

A 理由は3つ。①あん摩マッサージ指圧師の数が少ない。②視覚障害をもつ方々はそれどころではない。③広告の制限が発生する。

まず、あん摩マッサージ指圧師は年間で1200～1400人程度しかなれません。看護師は年間約5万人、理学療法士は年間約1万人という数字を見れば、どれほど少ないかがわかるでしょう。なぜそんなに少ないかといえば、あん摩マッサージ指圧師がもともと視覚障害をもつ方々のための仕事だったからです。鍼灸師もそうでした。視覚障害をもつ方々は、目が見えないかわりに指先の感覚が鋭い人が多いのです。彼らは盲学校や養成施設で勉強し、国家試験に受かれば取得できます。健常者が資格をとる場合は、専門学校に行ってから国家試験に受かればいいのですが、その専門学校は日本中に数えるほどしかありません。関東周辺にはそれでもいくつかありますが、九州には鹿児島県にひとつ、中国地方にはひとつもありません。ですから、広島県生まれの私は中国・四国地方唯一の専門学校である四国医療専門学校（香川県）に進学したわけです。国は専門学校の数をコントロールしています。新しくあん摩マッサージ指圧師の資格がとれる学校をつくろうとしても、許可がおりないのです。あん摩マッサージ指圧師の資格をとれる健常者の人数を制限して、視覚障害者をもつ方々の仕事を守ろうという考えです（結果的に資格者でなく無資格者に仕事をとられていて、本末転倒になってしまっているのですが）。鍼灸師も以前はそうでした。鍼灸師の場合は、目が見えないと患者さんが喜ぶケースが多く存在します。たとえば女性です。鍼や灸をする際は、どうしても素肌でないと施術できません。裸もしくは施術する部位だけは素肌になる必要があるのです。施術者の目が見えないなら恥ずかしくないという考えから、目の見えない人たちの仕事とされてきました。もちろん指先が器用ということもあります。この鍼灸師の学校については、平成10年の福岡地裁判決ののち規制緩和が行われ、全国のあちこちに専門学校ができました。また、同時期に柔道整復師の専門学校も規制緩和されました。あるときから突然、町に接骨院が増えたと思いませんでしたか？　それは規制緩和から時間が経ち、修業などを経て独立する人がどっと増えたからです。しかしその規制緩和のタイミングでもあん摩マッサージ指圧師の学校は緩和されておらず、ひとつたりとも学校は増えていません。

ふたつ目は、視覚障害をもつ方々は、自分たちの仕事をあまり広めるつもりがないことです。ご自身がまず自分の仕事に手一杯だったり、外部で講話したり文章にして発信したりするのが不得意ということもあります。それともうひとつは「障害がある自分たちは助けてもらう側」という考え方の人が少なからずいるからだと思っています。自分たちの業界としては、正さなければならない風潮かと思います。経済面からみても、私がこの仕事で私と家族が食べられるだけ稼ぐのはとても大変です。しかし、視覚障害をもつ先生方は、障害年金がもらえます。治療院を開設してこの仕事を行う人の約４割の収入が月10万円以下ですが、それでもやっていけるのはこのためでしょう。

最後に、国家資格をもつ人が損をする一面があります。それは広告の制限がかかるということです。わかりやすい例として、みなさんの家に病院から「風邪をひいていませんか?」と電話がかかってきたことなんてありますか？　病院の患者募集の折り込みチラシなんて見たことがありますか？　病院は、不特定多数に宣伝してはいけないのです。困った人が頼って来るところであり、宣伝して来てもらうところではないのです。

ただし、あん摩マッサージ指圧師や鍼灸師として治療院などを開いた場合、看板に書いてもいいという項目がいくつかあり、以下の通りです。

●施術者（鍼灸師、マッサージ師）である旨並びに施術者の氏名及び住所
●業務の種類
●施術所の名称、電話番号及び所在の場所を表示する事項
●施術日または施術時間
●医療保険療養費支給申請ができる旨　※すべてが保険適用と誤解を招くような表現は行えないため、医師の同意が必要な旨を表記するなどの対応が必要。
●予約に基づく施術の実施
●休日または夜間における施術の実施
●出張による施術の実施
●駐車設備に関する事項

このほかのことを書いてはいけないので、治療院などの看板は、どこも似たようなものだと思います。特別なことをしているということや、自分らしさみたいなものなんてまったく表現できないのです。それに比べ、免許がなく医療でもないエステやリラクゼーションはどんどん広告を打てるのです。認知度に差が出るのも無理はありません。

Q4 いい治療院って、どうやって選ぶの？

A 「○○します」と明示していない治療院を選ぶこと。

みなさんはたくさんある治療院やエステ、リラクゼーションなどを選ぶときに、なにを基準に選んでいますか？　私は、「なにをするか言わない、書いていない」ところをオススメしています。

多くの人が、反対の選び方をしているのではないでしょうか。「○○します」と書いてあるところと「△△します」と書いてあるところとを比べて、どちらかを選ぼうと思いますよね？

たとえば、私の治療院では「○○します」と明示していません。そのため、私のところには患者さんがなかなか来てくれないのです。ですが正直な話、「○○します」とは書けないのです。

なぜかというと、なにをして差し上げられるのかは、患者さんが来て話をして状態を聞いて、やっとそこでその人にベストな方法を提示できるからです。「○○します」と書いておいて、患者さんが来られたときになにも考えず○○を行うことは簡単です。でも、ほんとうはその人には△△のほうが適しているとしたら、「患者さんは○○をするつもりで来ているのに……」と悩んでしまうでしょう。

理想をいうならば、お話を聞いたのちに「これは私の施術ではなく、病院に行くべきです」とか「セルフで□□をしてみてください」と、施術しないことだってあっていいと思うのです。施術する側の都合は度外視して、患者さんの最善を客観的に考えたいと思えば、表向きに「○○します」とは書けないのです。

ですから、ほんとうになにも考えていないハズレの場合もあると思いますが、選択肢が多すぎて書けないとか、患者さんの状態にあわせて施術したいので書けないという、プロ意識の高い人がいる治療院を選びたいものです。

Q5 いい施術者と悪い施術者の見極め方は？

A 技術よりも、「患者さんを囲い込まない」という姿勢の施術者を見極める。

いい、悪いの基準は人それぞれでしょう。技術なのか人柄なのか、みなさんはなにを大切にされるのでしょうか。私としてはマッサージやエステなどの施術においては、あまり技術に重きをおかなくていいと思っています。もちろん上手、下手はあるのですが、それは相性によって左右されると思っています。もちろん、施術が上手な人もいますが、いわゆる「ゴッドハンド」と呼ばれる人は、「効果」が大きいのではなく「パフォーマンス・見せ方が上手」である場合が多いのです。

実際、子どもが親の肩を叩いてくれただけ、背中に乗って踏んでくれただけでも、そこそこ楽になったりします。私たちの仕事はそんなもんだと、素人がしても効果が出る可能性があることでお金をいただいているのだと自覚し、謙虚に技術を積み重ねる人がプロだと思います。まわりから「ゴッドハンド」だと言われて調子に乗ったり、ましてや自分で「この技術をお教えします」みたいに言ったりするのは、いい施術者とは反対の路線に行っているなと感じます。

私の思ういい施術者は、囲い込まない人です。患者さんを手放せること、自分の専門外の症状に対しては、その専門のプロにパスすること。これらをできていない施術者が意外なほど多いです。患者さんは困って助けを求めているので、「できます」と言ってもらえると安心するのでしょう。患者さんからすると、ほんとうに治療ができるかできないかはわかりませんから、囲い込まれたかどうかもわからないと思います。患者さんを依存させる方向へもっていくのが上手だなと感じる施術者も多いです。

ですが、私の理想は反対です。心もからだも自立して、自分で考え、自分でいい選択を重ねて、二度とお世話しないで済む患者さんになっていただくことです。

なにか困ったことがあれば、また頼ってきてもらえることはもちろんうれしいです。しかし、施術者も生きていくために最低限のお金が必要ななかで、患者さんのために自分ではない施術者にパスしたり、本気の自立を促したりできる施術者こそが、いい施術者といえると思います。

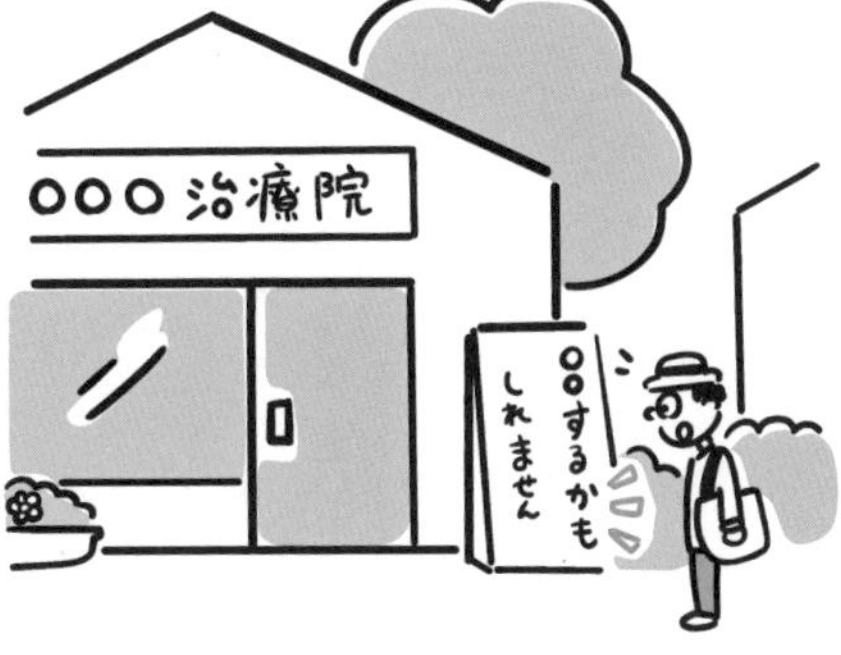

Q 6 医療人としてのプロの条件は？

A ①治せないことを受け入れている。②耳ざわりな言葉でも相手のために言える。③自分が得をすることばかりを考えない。ズバリこの3つ。

①治せないことを受け入れている。

自分には治せないものを理解している人は、プロといえます。プロではない人ほど安易に「治します」とか「治ります」と言っているように思います。「本能的健康概念」が生む不安を満たすために、スピリチュアルめいたものに走ってしまっている人も多いように見受けられます。

「治します」と安易に言ってしまう医療人は、どこかで、人間だけが地球上で特別な力をもつ生きもののように思ってしまっているのではないかと感じることがあります。しかし、人間も地球上のひとつの生きものにすぎず、自然には逆らえないものなのです。

絶対に不可能な部分をしっかりわかったうえで、できることとできないことの境界線を引き、自分がどこまでできるのかを医療人として考え、受け入れる必要があります。

また、『群盲象を評す』というインドの寓話を聞いたことがあるでしょうか。目の見えない6人の人が各々象を触るのですが、触るところが違うのでみんな意見が違う、というお話です。鼻を触って蛇みたいと言ったり、耳を触って団扇だ、足を触って柱だと言ったります。お互い自分の意見を言って喧嘩しますが、見えている人からするとすべて間違いではありません。しかし、私がプロでないと思う人たちは、自分の考えや自分の習ったものにのみ執着し、そうでないものは違うと思っている傾向があります。考え方や視点を多角的にもっている人がプロであるといえるのではないでしょうか。

②耳ざわりな言葉でも相手のために言える。

ほんとうに患者さんのためを思うなら、薄っぺらな答えなんてできないのが自然だと私は思います。

患者さんに、

「あの先生は薬をくれんし、なんもしてくれんなかった」

と言われるような評判の悪いお医者さんって、近所にひとりふたりいませんか。そういった先生こそ、口下手なだけで、

「なんもせんでも寝ていたら治る。俺は儲けなくても大丈夫、少なからず薬には副作用があるし、お金を使わせる必要もない」

と、思ってくださっているかもしれませんよ。

じつは、ヤブ医者って噂される先生こそ、私の思うプロ意識をもっているんじゃないかと思うときがあります。

③自分が得をすることばかりを考えない。
元気になる人が増えると患者さんが減ります。また、変に抱え込まなければ患者さんが減ります。「ここの部分についてはあの人に任せるほうが患者さんのためになる」という選択肢をもっていて、自分でできないことは、無理せずアウトソーシングする人もプロであると思います。医療人やカウンセラーなど健康にたずさわる仕事は、プロであればあるほど儲けられないものだとつくづく思うのです。

資本主義の世界において、医療がビジネスになってしまっていることは否定できません。しかしだからこそ、そのビジネスに流されず、自分が本来すべきことを考えられているプロが、もっと増えていってほしいと願っています。

Q7 マッサージにはどれくらいの頻度で行けばいいの？

A 予防、健康維持を目的にする場合、週に一度のペースがいい。

マッサージに行かなくても大丈夫なからだをつくるには、労力、時間、お金が非常にかかり、生活スタイルの変更も余儀なくされます。

そのあたりがネックで、そちらに時間やお金をかけるくらいならマッサージに通うことで健康を維持したい、という人には定期的なマッサージをオススメします。

週に一度、15〜20分ほどで十分でしょう。毎週マッサージを受けるのであれば、からだの調子を改善する目的より、予防を目的とする面が強いこともあります。短い時間にすることで、患者さんは時間的、金銭的な負担を減らすこともできるのです。健康維持のために、少しでも長く継続してほしいと思います。

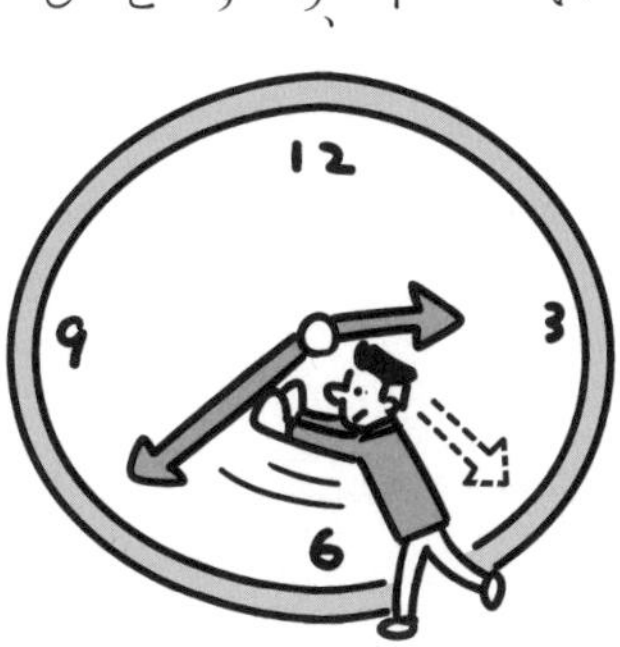

Q 8 リハビリとあん摩マッサージの違いって？

A リハビリは患者さんの回復のために、理学療法士が行うさまざまなアプローチ。マッサージは、あん摩マッサージ指圧師が行う手を使った施術。

リハビリもマッサージも明確な定義がなく、難しいのですが、理学療法士が行うのはリハビリです。

リハビリは医師の指示のもと、病気やけがの回復へのアプローチをします。それが条件であり、ほかになにをするかはとくに制限がありません。運動指導をしてもストレッチをしてもマッサージをしてもよく、とにかく回復に向けてのアプローチを行います。対してあん摩マッサージは、あん摩マッサージ指圧師があん摩やマッサージや指圧など手を使って施術をするもので、病気の回復に限りません。

目的がはっきりしているが手段はなんでもいいのが理学療法士で、手段は決められているが目的は施術者の判断に任せられているのがあん摩マッサージ指圧師なのです。

理学療法士たちが独立し、整体やマッサージなどを開業するケースが増えていますが、本来マッサージはあん摩マッサージ指圧師の仕事であって、理学療法士は病気やけがの回復に向けたアプローチのプロであり、マッサージはその道具のひとつであることを知っていただけたら幸いです。


ちなみにリハビリは向上意欲がある人に向いていますが、マッサージは向上意欲がなくても効果があります。たとえば、ある患者さんにとって、回復をするという観点から見るとあきらかにリハビリのほうが効果的。ただ、その人はリハビリに意欲がない。そんなとき私はマッサージをオススメします。意欲のない人にマッサージをしてからだが軽くなれば、

「頑張れば元気になれるかもしれない」

という希望やリハビリ意欲を湧かせることができ、リハビリへパスができるのです。

患者さんが適切にリハビリとマッサージを使い分けられる。そんな世の中になればと願っています。

Q9 マッサージは長いほうがいいの？

A 短いほうがいい。

マッサージの時間は短いほうがいいと私は考えています。マッサージの効果を純粋に数値化するならば、長ければ長いほど効果はあるでしょう。しかし、マッサージの効果は下図のようになります。

ただひたすら気持ちいい時間を提供するのであれば、別に時間をかけてもいいのでしょう。しかし、お金儲けを考えるのではなく、ちゃんと効果があらわれたところでやめて、患者さんにはほかの好きなことに時間もお金も使ってほしいと思います。そのため、下図の黒い丸の時間くらいでやめることが理想的です。

マッサージの時間と効果

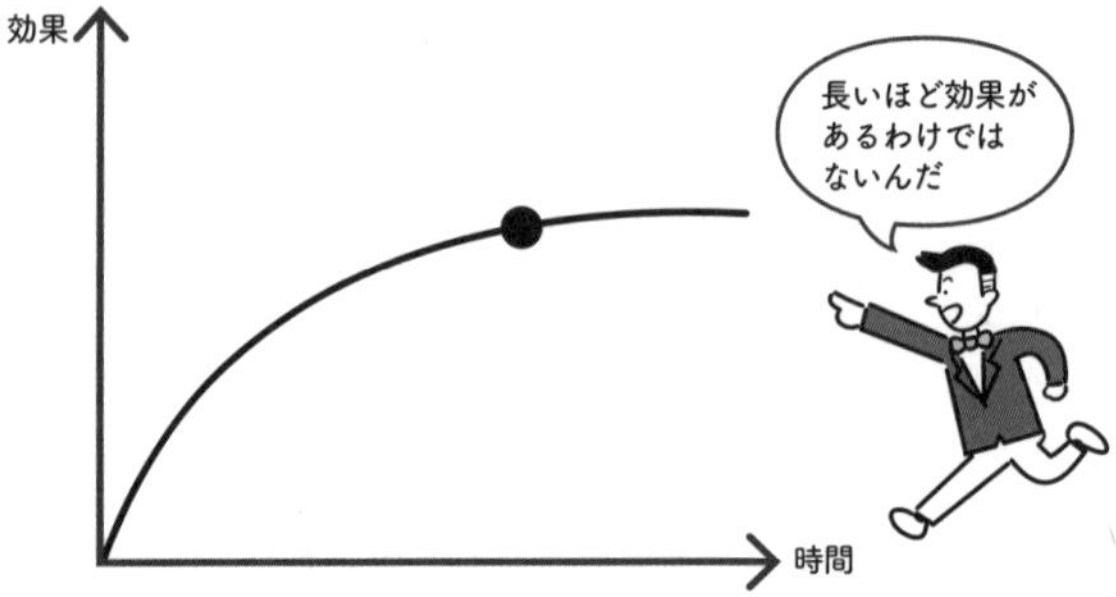
効果
時間
長いほど効果が
あるわけでは
ないんだ

たとえば、身内などにマッサージをするのがいい例です。お金儲けしていないからこそ、

「しっかり効果を出したいけれど、忙しそうだし、やりたいこともあるだろうし、サッと終わらせてあげたい。あまり長くしても私に気を遣うだろうし……」

と考えたりします。このように、家族にマッサージするときは、短くても効果が出るように頑張りますよね。

治療院でも同様に、同じ効果を出せるなら、短いほうがいいことはあきらかです。20分で1か所しかアプローチできない人より、10分で1か所アプローチできる人のほうが、同じ時間でたくさんの患者さんやたくさんの部位を診られます。

施術を受ける患者さんのなかには、

「長い時間の施術をお願いしたほうがいいのかな。あまり短いのに頼むと悪いかな」

と気を遣ってくれる人もいますが、それは施術者に対して過保護だと思います。それに甘えて、儲けるために長い時間をすすめてくる施術者もいます。

これくらいの時間で十分だと、予想より短い時間を提案してくれる施術者は信じてみてもいいかもしれません。ギリギリの時間で施術するという過酷な環境に身を置いていれば、自然と実力がつくものですから。

Q 10 マッサージの「バキバキ」って意味があるの？　安全なの？

A 意味があるときもあるし、パフォーマンスとして「バキバキ」しているときもある。

私たちの業界を客観的に見たときに、本質として、

「治してあげたい」

とか、

「治せる自分すごい、かっこいい」

とか、そういったナルシストな面がどこかあると感じています。施術のときの「バキバキ」は、意味があるときもあるけれど、ないのにやって自分に酔っている施術者もいると思います。意味があるけれどほかの方法でもいいのでは、と思うときもあります。


ですから、私も「バキバキ」する施術をできなくはないけれど、してほしいと言われない限りしません。自分のからだが「バキバキ」と音を立てることに不安を覚える

患者さんは多いです。患者さんに恐怖心が生まれると余計な力が入ってしまいますし、

「怖くないですよ」

と安心していただくためにも、することで大きなメリットが得られるとき以外には、なるべく「バキバキ」は避けたほうがいいでしょう。

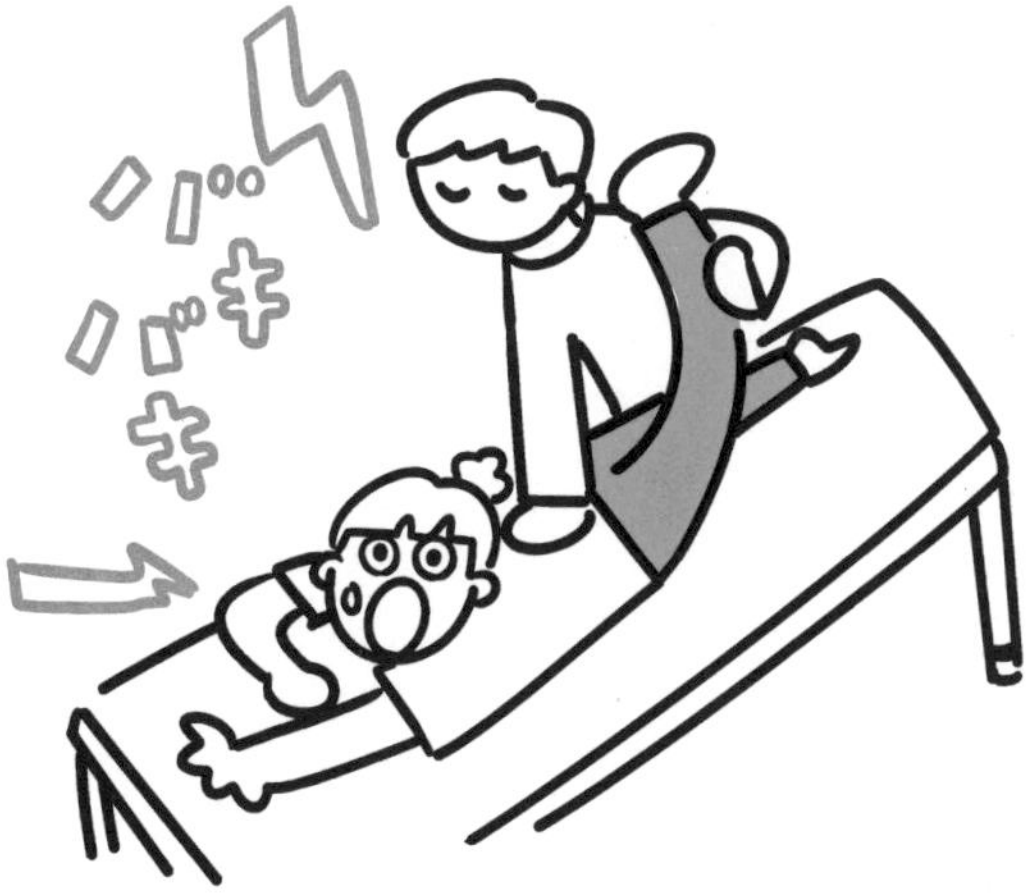

Q 11 なぜマッサージはうつ伏せで受けることが多いの？

A うつ伏せがこの業界の「あたりまえ」というだけで、理由はない。

私がこのことに違和感を覚えたのは、仕事をはじめて数か月、うつ伏せになれない患者さんにお会いしたときです。学校や当時働いていた接骨院では習わなかったのですが、そのときは横向きのマッサージで対応しました。普段はその体勢で施術をしていないので、クオリティは低かったかもしれません。

そのとき、ふと、「どうしていままで、うつ伏せしかしてなかったのか」と気になりました。家で普段からうつ伏せで寝る人は、全体の1割未満だそうです。うつ伏せが長く続くと腰が痛くなりますし、ほかの姿勢より呼吸もしづらいです。からだのどこかが痛む患者さんがいらして（腰が痛いという人も多いのに）、なぜ、躊躇せず「はい、うつ伏せになりましょう」とみんなが言っているのだろうと不思議に思いました。

最初は、なにか理由があるのだろうと思い、先輩たちに聞いてみました。しかし、だれももっともらしい答えを言ってくれませんでした。結局みんな、習ったことをやり、習ったことを後輩に教えていたのです。患者さんのけがや病気を少しでも楽にして差し上げたい、という点だけにフォーカスした施術ばかりを練習していました。

私自身も、うつ伏せになれない患者さんに出会うまで、うつ伏せになる理由を考えることはありませんでした。そのことを「まずい」と思い、自分の治療院をはじめてから、患者さんにうつ伏せになっていただいたことは数えるほどしかありません。

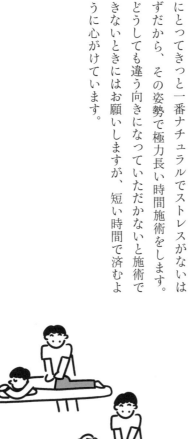

また、普段寝ている向きを問診の段階で聞くようにしています。その姿勢がその人にとってきっと一番ナチュラルでストレスがないはずだから、その姿勢で極力長い時間施術をします。どうしても違う向きになっていただかないと施術できないときにはお願いしますが、短い時間で済むように心がけています。

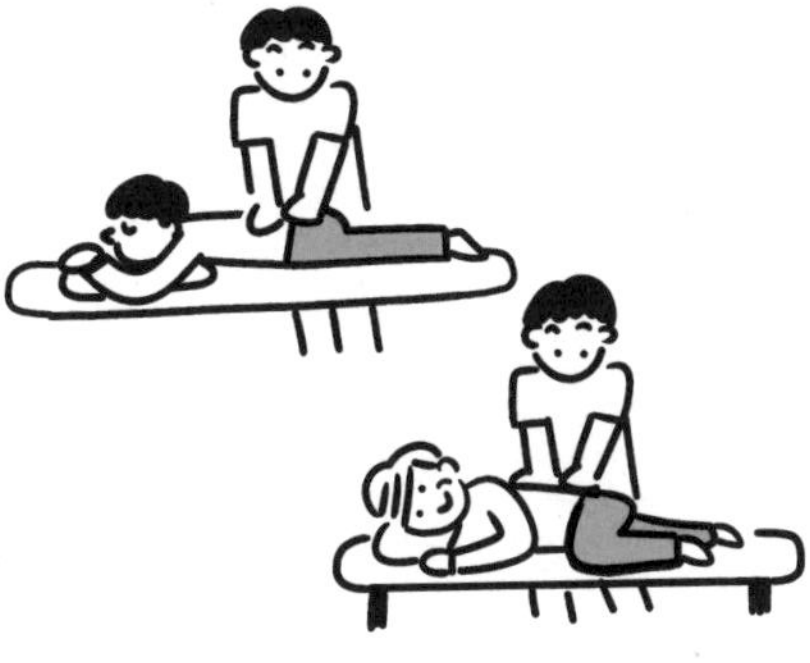

Q12 マッサージのベッドって、どうして高くて狭くて寝返りしにくいの？

A 施術者にとってマッサージしやすいつくりになっているから。

施術用ベッドは、最近は少し低いものも出てきましたが、60センチメートルほどの高さのものが一般的です。世の中にある一般的な椅子は、高さ40～45センチメートルといわれます。それにあわせたテーブルが高さ70センチメートルほどですから、マッサージのときに、椅子よりむしろテーブルに近い高さのところに上っていただくことになるのです。背が低く、腰の曲がったおばあちゃんを先輩が施術しているときに、「落ちないようにお気をつけて」と声をかけていましたが、私は「まず低くしてあげればいいのでは？」と思っていました。

この高さになっているのは、施術者にとってやりやすいからです。もちろん、施術者がやりやすいからいいマッサージを提供できるという考え方もありますが、私は、どんな環境でもいいマッサージを提供できる技術を身につけるべきだと思っています。

また、施術用ベッドは幅が狭いです。うつ伏せの施術のあと、「仰向けになってください」と言うにもかかわらず、ものすごく寝返りしづらいのです。これも幅が広いと患者さんまでの距離ができるので、施術者にとって施術がしにくいから狭くなっているのでしょう。

穴あきベッドやU字の枕は、患者さんが呼吸をしやすいようにと考慮され開発されたようですが、中途半端と言わざるを得ません。女性にとっては化粧がくずれるのも結構なマイナスポイントだと思うのですよね。潔癖症に近い人なども、少し抵抗があるのではないでしょうか。

施術者は、患者さんのためになることを本気で考えたいものです。寝心地のいいベッド（施術用でなく一般的なマットレス）を導入するなどすれば、患者さんが座りやすい、寝やすい、寝返りしやすい姿勢で施術ができるわけです。施術者にとっては多少施術しにくいけれど、技術の面でカバーできる問題だと私は思います。

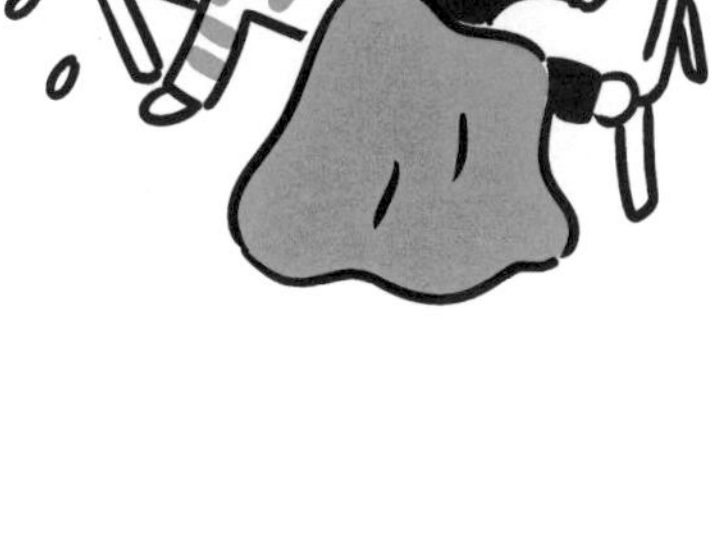

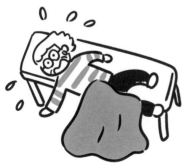

Q 13 からだって、そんなに歪んでいるの？ 歪んでいたらまずいの？

A からだは歪んでいるが、多少は歪んでいてもいい。

まず、利き手や利き足、利き目だってありますし、心臓は左で肝臓は右。からだの左右なんて非対称で当然なのに、どうしてそんなに対称でないといけないと思うのでしょうか。もちろん、左右非対称であることでなにかしらの不具合が出ているなら、考えなければいけません。しかし、たまに「私、歪んでいないか見てください」と言われます。「歪んでいると感じますか？　なにか生活していて困ったことや不具合はありますか？」と聞いてみると、「ない」と答える人がいるのです。その場合は、施術せずにお帰りいただきます。

「歪んでいる＝悪」と、世の中に流されてしまっているように思うのです。左右対称な人間なんていません。生きものが左右対称でないといけないのなら、ヒラメやカレイはどうなるのでしょうか。片腕や片足を失った人は不健康なのでしょうか。腎臓や卵巣を片方摘出したら不健康なのでしょうか。

私は、左右非対称でいいと思っています。笑ったときに片方だけエクボとか、笑いじわが左右非対称で、それがすごく素敵な人もいっぱいいます。非対称は個性であり、魅力だと思っています。ちなみに私はかなり長い期間、髪型はアシンメトリーにしています。まだアシンメトリーというヘアスタイルが認知されていないころから、セルフカットしていました。左右非対称でいいじゃないか、という思いを込めて。

私は専門学生時代に、歪みを治すという治療院に勉強をかねて客として行ってみたことがあります。「からだが歪んでいます」と言われてバキバキされ、「治りました」と言われました。その施術が正しいものだったのか知りたくなり、その足で違う治療院をハシゴしてみました。すると、そこでも「歪んでいますね」と言われ、またバキバキされました。

このことから考えられることは3つ。①最初の治療院で歪みが治っていなかった。②わずかな移動時間でまた歪んだ。③2か所目の治療院で、歪んでいないのに歪んだと言われた――いずれせよ大問題です。

この話を聞いてどう思われるでしょうか。歪みについて、もう一度考えてみてください。

Q14 これはやったらダメ！という間違った健康法は？

A 「みんな試したほうがいいよ」とメディアやSNSであおっている健康法のほぼすべて。

メディアやSNSでよく耳にする、「みんな試したほうがいいよ」とあおってくる健康法の数々。これらはほぼすべて間違っていると思ったほうがいいでしょう。間違ってほしくないのは、それらの健康法や手段の問題ではなく、注意が必要なのは「だれでもしたほうがいいよ」という風潮です。

たとえば、糖質制限については、私は比較的いいと思っています。それは多くの人が糖質をとりすぎているからです。しかし、それもすべての人ではありません。糖質をとりすぎていない人は、糖質をこれ以上制限しなくていいでしょう。むしろあまりやりすぎては脳に栄養がいかなくなります。鉄分も同じです。女性は月経の関係から鉄分が不足しがちなので、摂取するのは基本的にはいいことですが、鉄分が足りている人がどんどん摂取してもあまり意味がないでしょう。ほかにも、栄養ドリンクを飲むと黄色いオシッコが出ると思います。あれは吸収されなかったビタミンBです。吸収しきれずトイレに流すビタミンにお金を払う意味はあるのかな、と私は思います。

これはすべてにおいて言えることですが、どんなことにもメリットもデメリットも存在します。薬にだって副作用がありますが、風邪のときは症状を抑える必要があるから人は風邪薬を飲むのです。単純にからだにいい薬があるならば、風邪をひいていなくても飲めばいいのです。サプリメントも飲みすぎると肝臓に負担がかかるといわれています。

水をたくさん飲んだほうがいいともよく耳にしますが、水分が足りていない人は飲んだほうがいいという意味でとらえるべきでしょう（現代人は水分が足りていない人が比較的多く、また、甘味料や添加物が入った飲料を飲みすぎている点においては、水を飲んでいただきたいとは思います）。

それから、運動はからだにいいといわれます。運動は１００％メリットだらけと思っている人も多いです。でも、はたしてそうでしょうか。運動不足によってさまざまな病気のリスクはありますし、運動不足の人は運動していただきたいですが、運動にだってデメリットはあります。

私は、人のからだは消耗品なのだとよくお話しします。高齢の人の腰や膝が曲がったり、若いころからからだを酷使した人に不調が出てきたりするのは、仕方がないと思っています。むしろそれは勲章で、これまで頑張ってきた証なのです。現代人はからだを酷使していないので、今後の高齢者は昔の人と比べて背筋が伸び、膝も曲がっていない人が増えると予想しています。関節にはクッションのような役割があります。それを飲み薬や注射で補う治療が一般的ですが、実際にはそれほど期待できないと私は考えています。効果がゼロとは言いませんが、お困りの患者さんが納得するほどの解決を提供できていません。もし提供できているのなら、私たちはとっくに廃業しているでしょう。

関節は消耗品であり、使えば使うほど寿命に近づいていきます。運動することで生活習慣病を防ぎながら健康になったと思う反面、不健康に近づいているということでもあるのです。

また、心臓も消耗品です。諸説ありますが、おおよそ20億回が心臓の生涯拍動回数といわれています。激しい運動をすればするほど拍動するので、生活習慣病を予防できていると満足しながら、じつは寿命を少しずつ縮めているともいえます。

健康って、みなさんが思っているような「完璧」なんて存在せず、「不完全」を受け入れることが大切だと私は思っています。生きるとはどう死ぬかであって、「生活習慣病で苦しむ生活はしたくない」ならば、運動することは正解でしょう。しかし、「生活習慣病のリスクはあるけれど、いまを楽しんで少しでも長生きしたい」から、あまり運動をしないという生き方だって不正解ではありません。人それぞれの生き方があっていいと思います。

健康法には絶対的な正解も不正解もありません。自分がどう生きてどう死にたいのかを考えて、それに適した生き方や健康法を自分で選びましょう。だれかがいいと言っていたり、メディアがすすめていたりする健康法は、あなたの健康には本来まったく関係ないのです。

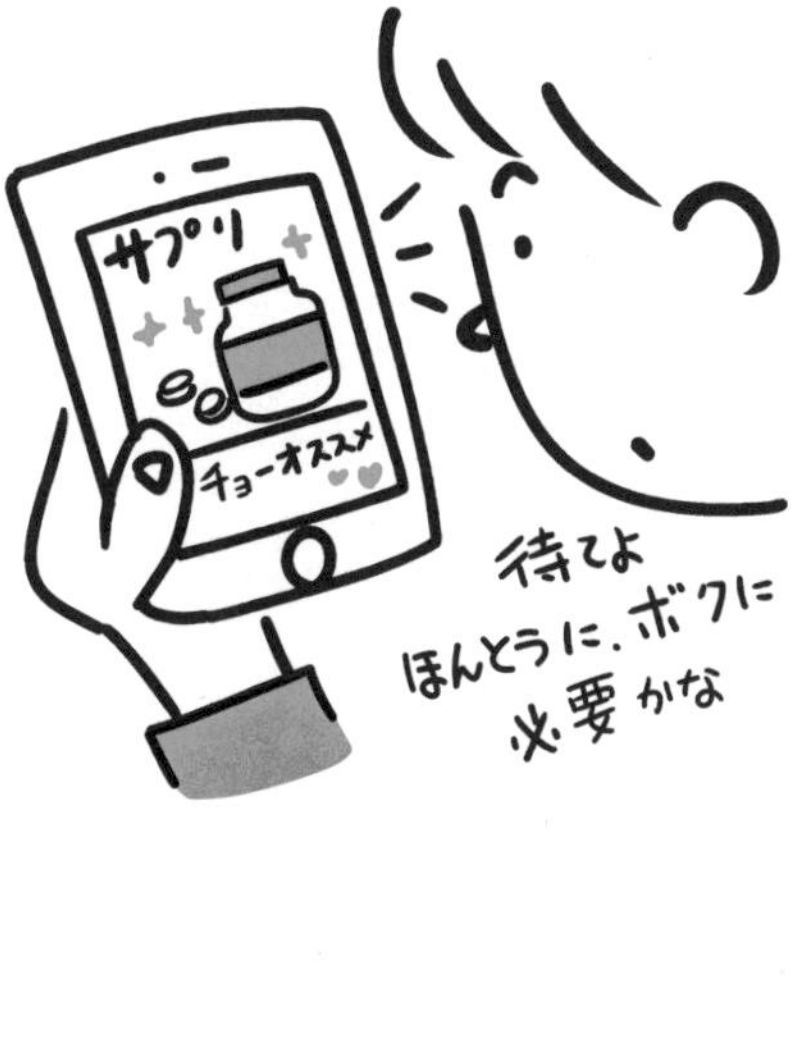
サプリ
チョーオススメ
待てよ
ほんとうに、ボクに
必要かな

Q15 痩せるツボって、ほんとうにあるの？

A ツボにはエビデンス（科学的根拠）がありません。

ツボとは、施術者の経験の積み重ねから生まれたもので、あくまで予想の累積でしかありません。何回も反復して効果が得られたという主観的事実に基づいています。

ツボは、中国4000年の歴史が生み出したといわれています。解剖学のように突き詰めていく学問ではなく、とにかく経験を集結させ、さらにそこから長い年月をかけ、推測を重ねてつくられてきたものです。そのためエビデンス（科学的根拠）はなく、客観的な信頼性は低くなってしまいます。

たとえば、大昔の人が脛《すね》あたりをぶつけたとき、胃腸の調子がよくなった気がしたので、次に胃腸の調子が悪いときに同じところを鍼で刺激してみた。するとやっぱり胃腸の調子がいい気がするな……ということで、そこが胃腸のツボになるわけです。こういったことを繰り返し、いろいろな場所に鍼をしてみたり、灸をしてみたりしながら、長い年月をかけて試行錯誤されてできあがったのがツボです。自分がそこを刺激して楽になったとしても、同じような症状の人が楽になったと感じるかどうかは患者側の主観であって、医学的な確認のしようがないのです。西洋医学のように血圧が下がったとか病原菌が減少したなどという根拠がないのです。

ツボを信じるか信じないかは別として、私は痩《や》せるツボはないと考えています。そもそも、富の象徴だから太りたいと思っても太れなかった時代や、食べることに困っていた時代の人たちが、痩せたいと思っていたでしょうか。きっと太りたいとは思っていたでしょう。それなら太るツボがあるほうが自然だと思うのです。痩せたいと強く思う時代はここ数十年の話でしょう。長い年月をかけて結果を集約してできたツボの性質から考えると、痩せるツボに関しては疑わざるを得ません。ほかにも、胸が大きくなるツボと呼ばれるものがあります。しかし、昔の人は胸が大きくなることを望んだでしょうか。子どものために母乳がよく出ることを望んだだろうとは思いますが、胸の大きさを気にする人がいたとは考えにくいです。それよりも根本的な生きることや病気についてなど、もっと重要な悩みがあったと考えるほうが自然です。

現代人しか望まないようなニーズに効果のあるツボは怪しい、と判断していいと思います。だれかが仮説をつくっていたとしても、それをフィードバックしている回数や時間が短すぎて、ツボと言っていいレベルのものではありません。少なくとも長年の経験が積み重ね続けられてきたツボと同列に扱ってはいけないと思うのです。

Q16 心とからだは健康面で関係あるの？

A 「病は気から」というように、心とからだには深い関係がある。

たとえば、肩こりにずっとお悩みの事務職員さんがいたとしましょう。その肩こりの原因は、あきらかにパソコン作業を含むデスクワークなどです。

しかし、それだけでなくその仕事への取り組み方や考え方、感情も原因であると私は考えています。もしかしたら、仕事の期日設定が短すぎてイライラ焦らざるを得ない環境なのかもしれない。人間関係でストレスを感じて無意識に力が入っていたり、気合いを入れすぎていたりするのかもしれない。

パソコン作業などの根本的に肩がこる動作が、もっとも大きな要因かもしれないけれど、同じ作業をしてもあまり肩がこらない人がいることも事実です。その差は、本人の気持ちや心の状態がいいか悪いかや、疲れの割り増し度合いの違いによるものと考えられます。

心の問題が行動や選択のミスを招き、その積み重ねでからだに異常が出るケースや、反対に、からだの不調から心の状態が悪くなるケースが多くあります。

ケアをするのがからだだけでも心だけでも、ほんとうの健康は得られません。どちらもケアをして、健康だけでなくその先の幸せまで手に入れてほしいと思います。

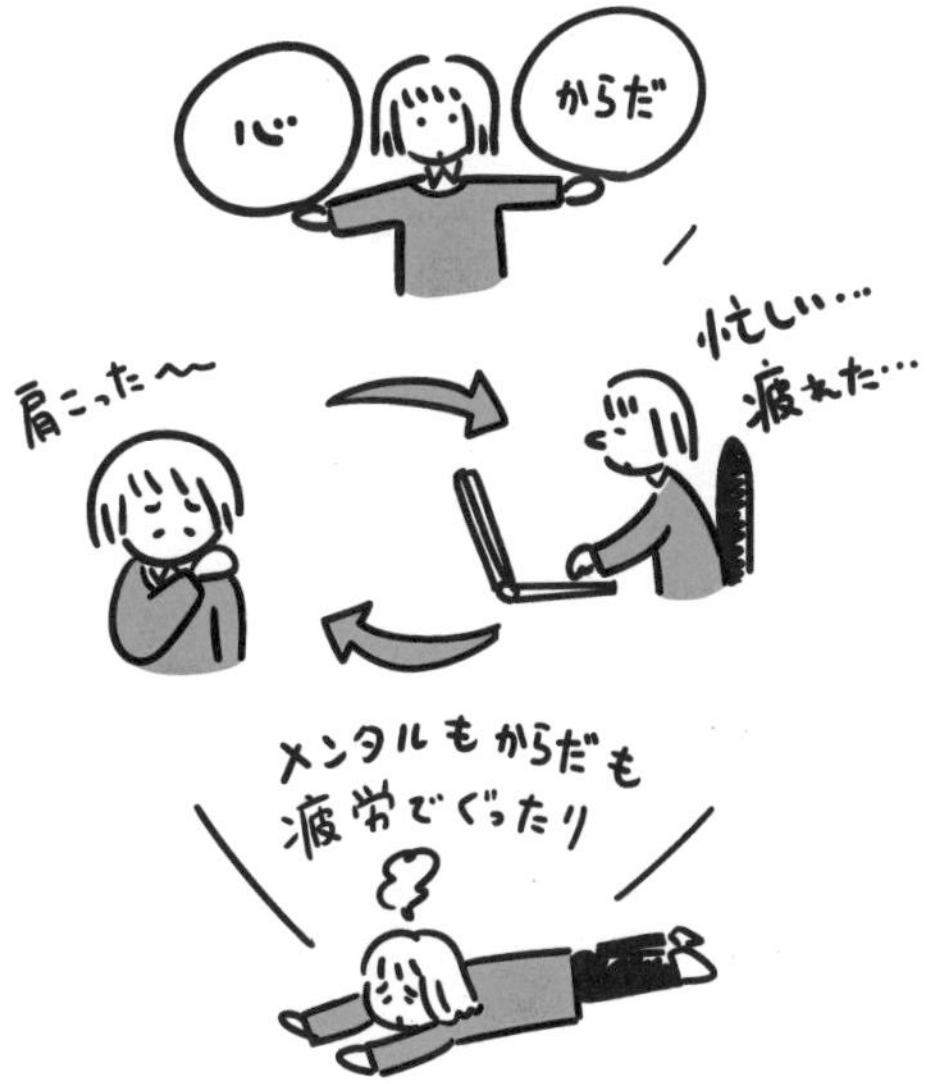
心
からだ
肩こった〜
忙しい…
疲れた…
メンタルもからだも
疲労でぐったり

Q 17 どうして健康食品や健康グッズはよく売れるの？

A 売る側が客の不安につけ込み、買う側も健康になるために効果が出るまで試し続けるから。

健康食品や健康グッズが売れる理由は、大きく分けてふたつ考えられます。売る側の要因と、買う側の要因です。

売る側はほんとうに効果があるかどうかより、いかに効果がありそうに見せるかのほうが大切ですし、不安につけ込むと商品がよく売れます。効果がありそうでいつまでも効果が出ない商品のほうが、「いつになったら効果が出るのだろう」と思って、買い続けるという行動につながります。売る側はエビデンスを羅列《られつ》し効果があると言うでしょうが、使った人が満足するほどの効果がほんとうにあるのかと私は思います。もちろん効果を実感して買う人も、なかにはいるでしょう。どちらにせよ、まず客を不安にさせ、この商品が必要だと思わせることができたら、一定期間は売れ続けるということです。

買う側の要因としては、本能的健康概念によって不安感をあおられてしまい、考えずになんとなく飛びついてしまうということにあるでしょう。せめて「理性的健康概念」が少しでもあれば、たとえ使用したあとでも効果が出ないならすぐにやめるでしょうし、流行らないはずです。一瞬流行るのにいずれ廃《すた》れていくという現象は、買う側が踊らされていることの典型だと思います。ほんとうに効果があるならいつまでも廃れないし、次の流行りは起きないはずです。みんなが健康になっているなら、もう違う健康法なんて必要なくなるのですから。効果がありそうでないものは、みなさんが思っているよりも多くあります。


また、買う側でもあり売る側でもある、中途半端な人がいるということも大きな問題です。たとえば、私たちのような治療家が、治療器具の業者さんから、

「こんないい器具があって、これを使うと簡単に治療できますよ」

と言われて購入すれば、買う側として客になり、さらに売る側として患者さんに提供もするということです。このように治療家が安易に飛びつき、じつはそんなに効果のないものを患者さんに売りつけてしまっているケースも多く見られます。しかし、治療家自身はその器具がいいものと信じて売っているので、悪気はないのです。だか

らこそ非常にタチが悪いです。エンドユーザーである患者さんからすれば、信じている治療家からもっともらしいことを言われたら、すぐに信じてしまうかもしれません。治療家さえも理性的健康概念を理解せず、「治してあげたい」という本能が強くなりすぎると、このような治療器具などで騙されてしまうことがあります。いわゆる「○○療法」みたいなものもそうです。ほんとうにすばらしいものだと判断して習うのならいいのですが、講習を受ければ簡単に○○を治せるようになる、みたいな胡散くさいものもたくさんあります。売る側も買う側も、考えて判断したいものです。

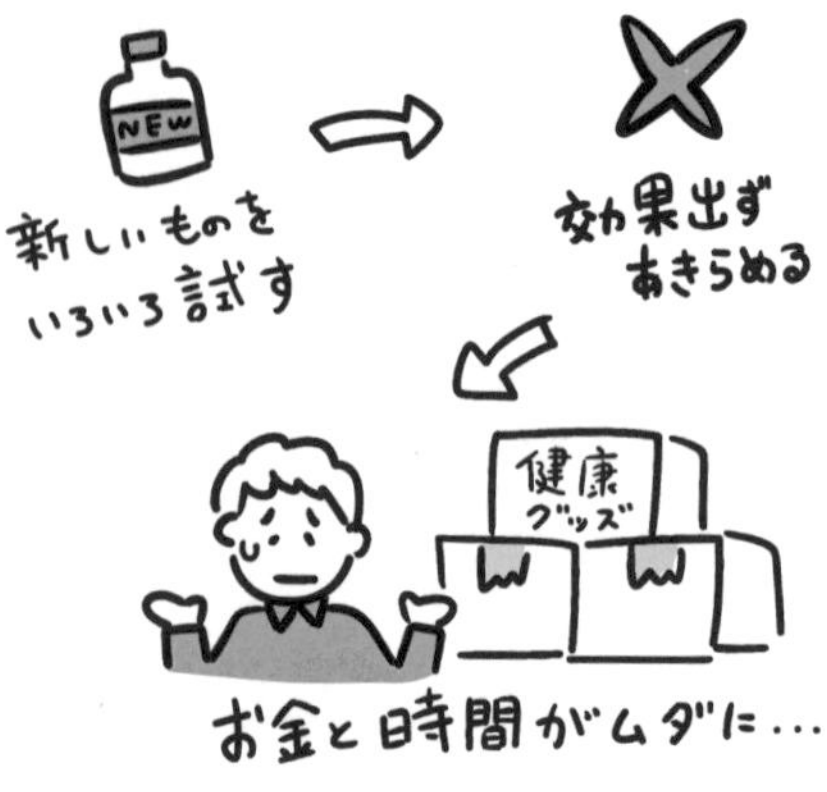
NEW
新しいものをいろいろ試す
効果出ずあきらめる
健康グッズ
お金と時間がムダに…

Q 18 健康体操って効果あるの？

A やらないよりはマシだが、「少しやって健康になれる」という生易しいものではない。

健康体操とは、テレビなどで紹介される肩こり予防の体操や、「こうやったら寝たきり予防になります」という体操などのことをいいます。やらないより少しはマシかもしれませんが、そんな生ちょろい体操では健康にならないよ……と感じるものが多々あります。

私は約4年間、機能訓練特化型（リハビリ特化型）のデイサービスの管理者をしていたことがあります。そこでは、めちゃくちゃハードな運動を高齢の利用者さんたちにしていただいており、正直なところ賛否両論でした。賛否両論といっても、批判するのは元気になる気がない、もしくは楽をして元気になりたい人たちです。本気で元気になりたい人たちは、「これくらいしなきゃダメだよな」と頑張ってくれます。「こんなにしていたら、つらいけれど間違いなく元気になれるよな」って安心感も生まれるのです。実際、介護度が維持される人、元気になって介護度が下がる人もたくさんいました。事業所評価加算という、利用者の介護度が下がっている優秀な施設に与えられるご褒美みたいな制度があり、年に一度認定されると翌年は介護報酬が少し上がります。その制度に一度たりとも漏れたことはありません。

また、とある市からの依頼を受け、介護認定を受けていない元気な高齢者たちへの体操教室に呼ばれたときのことです。

「こんなにしんどい体操をさせるなんて」

と高齢者から苦情が殺到しました。しかし、私は市の職員に言いました。

「市の介護度を下げて、元気な高齢者を増やしたいんですよね？　介護認定を受けてうちのデイサービスに来ている方々は、みなさん介護度は重く、いままで運動してこなかった人たちですが、頑張ってこれ以上のことをこなしてくださって、介護度が下がっています。最初はしんどそうでしたが、毎日のように運動していれば、同じ体操をケロッとこなせるようになります。介護保険を使っていない元気な人たちが体操の苦情を言うような現状のままでいいのですか？　私たちがなんのために体操をしてもらっているのかを、みなさんに伝えるべきではないですか。楽な体操で高齢者のご機嫌をとって、その人たちが衰えていくのを見過ごしたことで、介護保険を使うことになって税金を使われていいんですか。今回の体操教室自体、そもそも税金がつぎ込まれているのに、そこで私たちが高齢者にゴマをすっていていいんですか？」と。

私が勤めていたデイサービスでは、要支援や要介護の人たちを集めて、汗がダラダラ出るくらい運動していただいていました。おそらく日本でもトップレベルに運動量の多いデイサービスでした。私たちの最終的な目標は、介護保険を利用することから卒業する人をつくることでした。しかし、これだけ運動していただいても、介護認定されずに自立した人や、仕事復帰をした人は数えるほどしかいませんでした。放っておけば老化するからだに歯向かって、運動機能を向上させるのは、ほんとうはそれくらいすごく難しいことなのです。

それにもかかわらず、「簡単な体操で楽して健康になれます」なんていう聞こえのいいものに、効果なんてあるのでしょうか。ゼロとは言いません。しないよりはいいでしょう。あなたが求めるものが現状維持ならいいかもしれません。しかし、どんどん健康になりたいのなら、「楽して元気に」なんてありえないと私は思います。

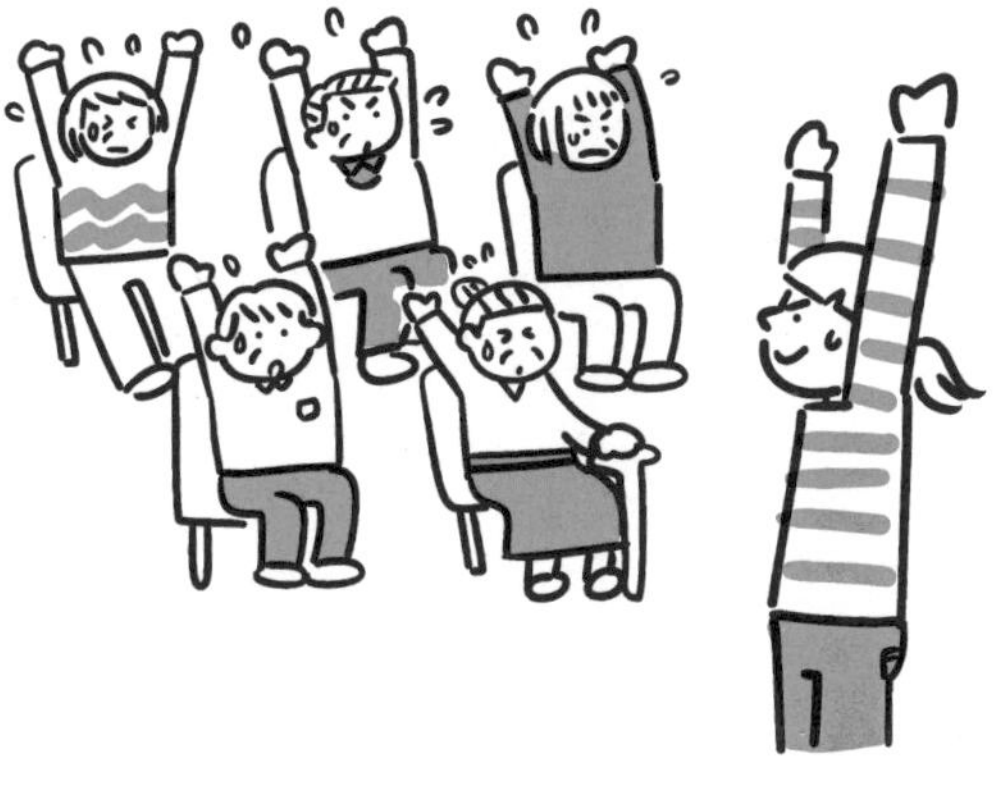

Q19 健康食品や健康グッズって、効果があるの？

A ほんとうに効果のある健康食品やグッズは少ない。

しっかり効果の出る健康食品やグッズは、みなさんが思っているよりもずっと少ないといえるでしょう。重要なのは、それをどうやって見極めるかですが、そのためには理性的健康概念の視点をもち、さまざまな角度からその商品を疑ってみることが必要です。

ちょっと考えてみてください。飲むと脂肪を溶かすとか、燃焼させるといった商品がありますが、それでは霜降り肉にその商品をかけたとしたら、赤身肉になるのでしょうか？　もしそうだとすると非常に怖いと感じませんか。からだの中で必要な脂肪まで溶けてしまわないのか、と思います。女性のからだでいうと、乳房も脂肪です。みなさん喜んで脂肪燃焼商品を摂取していますが、大丈夫ですか？　でも、それで乳房は小さくなってはいませんよね。私も脂肪燃焼商品を摂取したら乳房が小さくなった、という話は聞いたことがありません。からだのどの部分の脂肪を燃焼させられるかなんて、自分では選べないですし、ましてや、都合よく嫌なところだけ燃焼するわけがありません。もしかしたら、ほんの少しは脂肪燃焼効果があるのかもしれませんが、それは肉眼で変化が感じられないくらいのごくわずかなものでしょう。女性は自分の乳房の大きさには敏感に気づくでしょうし、男性でもパートナーの髪型の変化には気づかないけれど乳房の大きさには敏感、という人は多いのではないでしょうか。それなのに脂肪燃焼商品で乳房に変化があるとだれも騒がないのは、効果がない、もしくは肉眼では確認できないほどの効果しかないのだろうと思われます。

たくさんの商品があるなかで、なにがほんとうに効果的かを見極めるためにも、理性的健康概念は重要なのです。

Q20 健康食品や健康グッズの広告は、どうしてあんなに多いの？

A 健康食品や健康グッズが売れれば、広告を打つマスメディアにとっても企業にとってもメリットがあるから。

本来は、儲けている企業でなければ、なかなか広告が出せないなかで、テレビ業界と健康食品や健康グッズの親和性が高いのは、マスメディアが健康食品や健康グッズの販売促進の援助がしやすいためです。

マスメディアが健康に対して不安をあおるようなものを発信すれば、健康食品や健康グッズは売れていきます。広告を出せばマスメディアが応援して売ってくれて、そうすると企業はまた広告に費用を使おうと考えます。テレビ局をはじめとするマスメディアからすれば、不景気で広告をなかなか出してくれない企業が多いなかで、健康食品や健康グッズを扱う会社は、ありがたいお得意先であり、贔屓《ひいき》してでもつながっていたいでしょう。お互いがＷｉｎ－Ｗｉｎの関係にあり、依存しあっているように見えます。

しかし、世の中のすべての人たちがＷｉｎ－Ｗｉｎの関係にはなれません。企業とマスメディアがＷｉｎ－Ｗｉｎの関係で利益を得ているいっぽう、広告に流されてしまいがちな国民は不利益を受けているのではないでしょうか。

私は、理性的健康概念を身につけ、健康とはなんなのか、なにが自分のためになるのかと考えられる、賢い人が増えてほしいと思います。すべての健康食品や健康グッズが悪いわけではありません。実際の価値以上に不安をあおられ、脅されたかのように買わされている商品があることが問題なのです。ほんとうに必要なものを買う。そんな消費の仕方を選びたいものです。

Q21 ビジネスではない医療ってなんだろう?

A 患者さんにとって、ほんとうに必要な処置を適切にする医療。

こんな会話を耳にしたことはありませんか?

「あそこのお医者さん、薬がほしいって言ったのにくれなかった」

「点滴をお願いしたのに断られた」

こんな医師は、下手するとヤブ医者と呼ばれたりします。逆に、患者さんの言うことを聞いてくれるような医師が、いい先生と評価されているケースも多くあります。しかし、ほんとうに患者さんのことを思っているのはどちらでしょうか?

患者さんに薬や注射を要求されて、必要ないと思うのならば「必要ない」とお伝えすることが、患者さんのためではないでしょうか。「患者さんに安心を与えるため」という考え方も間違いではないと思います。しかし、薬には副作用が少なからず存在し、処方すると料金も発生するわけです。必要ないと思っていても、処方さえすれば医師もお金が得られます。安易に薬を処方するのは、患者さんのためではなく自分のためなのではないかと思います。

いっぽう、儲けにもならないし、患者さんに嫌われかねないのに、必要のないものは「必要ない」と言える医師のほうが、よっぽど立派だと思うのです。たとえば、予防医学などをされている医師なども素敵だなと感じます。自分たちの首を絞めかねないにもかかわらず、患者さんの利益を追求できているのですから。「安心」を与える価値があるかは考えてみないといけません。

自分の儲けにもなり、患者さんのためにもなるときは、問題ないと思います。私たちあん摩マッサージ指圧師も医師も、ボランティアではありません、少なからず生きていくための稼ぎは必要です。

しかし、自分の保身のための医療はビジネス的な医療でしょう。自分には損になるかもしれないけれど、患者さんのためだけを思って行われる医療が、世の中にもっと支持されるべきです。

Q22 根拠のない健康法に振りまわされてしまうのは、どうして？

A 知識をうまく使えていないこと、情報を疑わずに受け入れてしまうことが原因。

多くの人は、知識の使い方を教育されていないように感じます。みなさんは理科の授業で、おそらく水上置換法を勉強したと思います。試験管を水の中に入れて空気の入っていない状態にしたところに、ポコポコと出る空気をためて空中に出して火をつけると「ポン」と勢いよく燃える、あの実験です。あれでためたのは水素です。水素が激しく燃えること、空気より軽いこと、水に溶けないことを学ぶための実験でした。なんとなく覚えている人も多いでしょうし、当時理科のテストの点数がよかった人もいるでしょう。

なのに、なぜ世の中に水素水が流行るのでしょうか。それは、水素が水に溶けないという知識を使えていないからでしょう。

生理学を習っている人もたくさんいるでしょう。あん摩マッサージ指圧師や看護師などの医療関係者を数えると、膨大な数になると思います。しかし、たとえば「コラーゲンを飲むとからだにいい」などと周囲でささやかれはじめると、たちまち日本中に広がりました。

生理学で消化吸収を学んでいれば、コラーゲンがそのままコラーゲンとして吸収されないことは容易に想像がつくと思うのです。そんな大きな物質のまま吸収されることはなく、アミノ酸などとして分解されてから吸収されます。そして、そのアミノ酸などを材料として、からだに必要なたんぱく質がつくられるのですが、からだがその材料を使ってコラーゲンを体内でつくるかどうかなんてわからないのです（体内にコラーゲンの材料が増えてはいるので、コラーゲンがつくられる確率は多少上がっているかもしれないけれど、確証もなければ個人差もあります）。

信じることはいいことですが、私はまず疑うべきだと思っています。世の中、そんなに悪い人ばかりではないけれど、「あなたのため」と言いながら自分の都合を優先する人は少なくありません。いいと言われたことを１００％鵜呑みにするのではなく、信じられるところは信じつつ、ほんとうに自分にとって適切なのかを疑う必要があると思います。それができていなくて、情報に振りまわされている人があまりにも多いです。

Q23 病気になったとき、「受け入れる」ためにはどんなふうに考えたらいい？

A 昔に比べて寿命が延びたことで、病気になる可能性が上がったと考える。

みなさんは、寿命が延びることはいいことだと思いますか？

図（133ページ）を見て、どんなことを感じるでしょうか。この図は、現代人に欠如していると思うものを図式化したものです。矢印が寿命で、黒い丸が大きな病気などを示しています。医学の進歩によって寿命は延び、病気への対策も進んでいますが、がんが増えてふたりにひとりはかかるとか、認知症患者が増えているとか、そういったことをよく耳にしますね。

でも、ほんとうにそうでしょうか？　私はただ、昔はがんや認知症にならずに死んでいたのに、寿命が延びたからがんや認知症になっているのではないか。そして、寿命が延びたことで何度も繰り返し病気にかかる不安を抱えるようになったのではないかと考えています。

そうなると、いまよりも寿命が延びるようにと頑張ることだけが正義のような風潮

寿命が延びて変化したこと

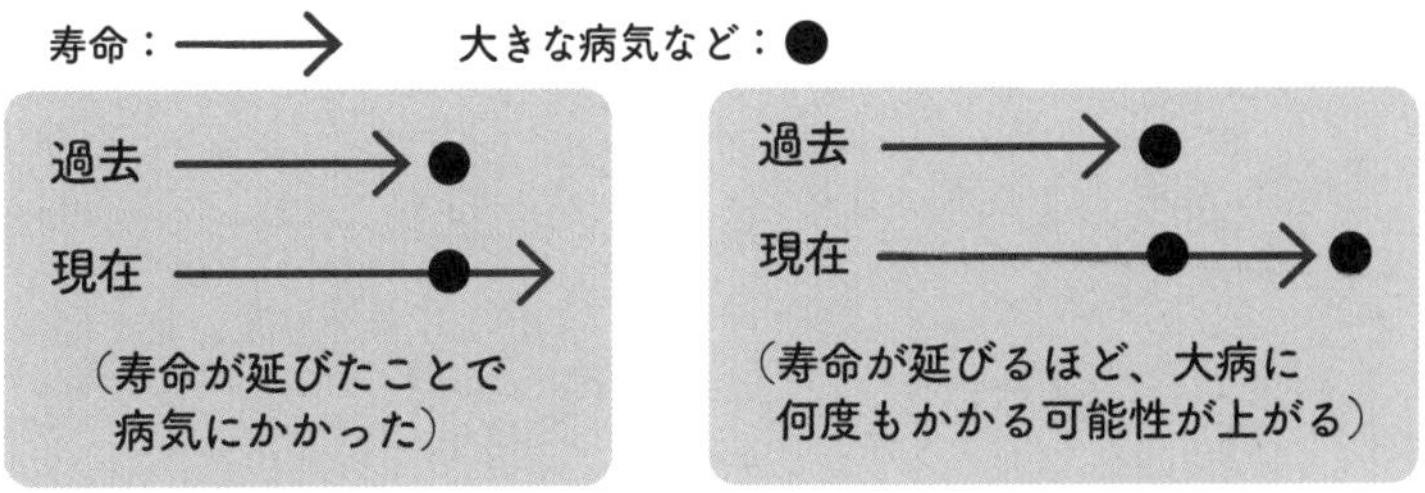

は正しいのだろうか、と思ってしまうのです。もちろん考えたうえで、やっぱり長生きしたいと思うことは間違いではありません。寿命が延びなくてもいいから、有意義に暮らしたいと思うことも、寿命がもっと短くなってもいいから、とにかく自由に生きたいと思うことも間違いではありません（まわりに迷惑をかけてはいけませんが）。どれも不正解ではないし、正解ともいえません。大切なことは、自分で考えて自分で決めることです。自分で考えず、だれかのあたりまえに流されて、「長生きはいいこと」となんとなく考えていては、人生を終えようとしたとき、ふと後悔する可能性があるように思うのです。

死や病気に向きあってこなかった人は、きっと世論に流され、長生きする道を選ぶでしょう。なぜなら、長生きしてもらったほうが得をする医療や介護ビジネスが存在するからです。

Q24 ストレスが病気の原因にされるのはなぜ？

A 原因不明な症状の原因がストレスだとすると都合がいいから。

みなさんは「風邪」の定義って知っていますか？
おたふく風邪の原因はムンプスウイルス、インフルエンザの原因はインフルエンザウイルス、エイズの原因はＨＩＶウイルスです。対して風邪の原因は、「なにかのウイルスか細菌に感染しているけれど、なにかがわからない」。つまり、原因不明なのです。そのほかにも原因不明の病気や症状はたくさんあります。

そこで都合のいい言葉が「ストレス」です。最近ではどこの病院に行っても、なんでもかんでもストレスのせいみたいに言われます。しかし、ストレスが原因と言われ出したのはここ数十年のことです。もちろん、心とからだの関わりは重要ですが、これまでもあったような病気でも原因がストレスだと言われて、違和感を覚えるのは私だけでしょうか。仮にストレスが原因なのだとしたら、なんのストレスなのかを知ることが大切です。

また、ストレスってほんとうに悪いものなのでしょうか？　ストレスという英語は、日本語でいうと「刺激」を指す言葉でもあります。純粋な刺激って悪いものではないですよね。恋をしたときのドキドキだって、刺激ですが悪くありません。気分が上がって楽しくて幸せホルモンも出ます。でも、ドキドキしすぎて心臓に悪いこともあるかもしれません。

刺激をいいものにするのか悪いものにするのかは、考える人次第なのではないでしょうか。

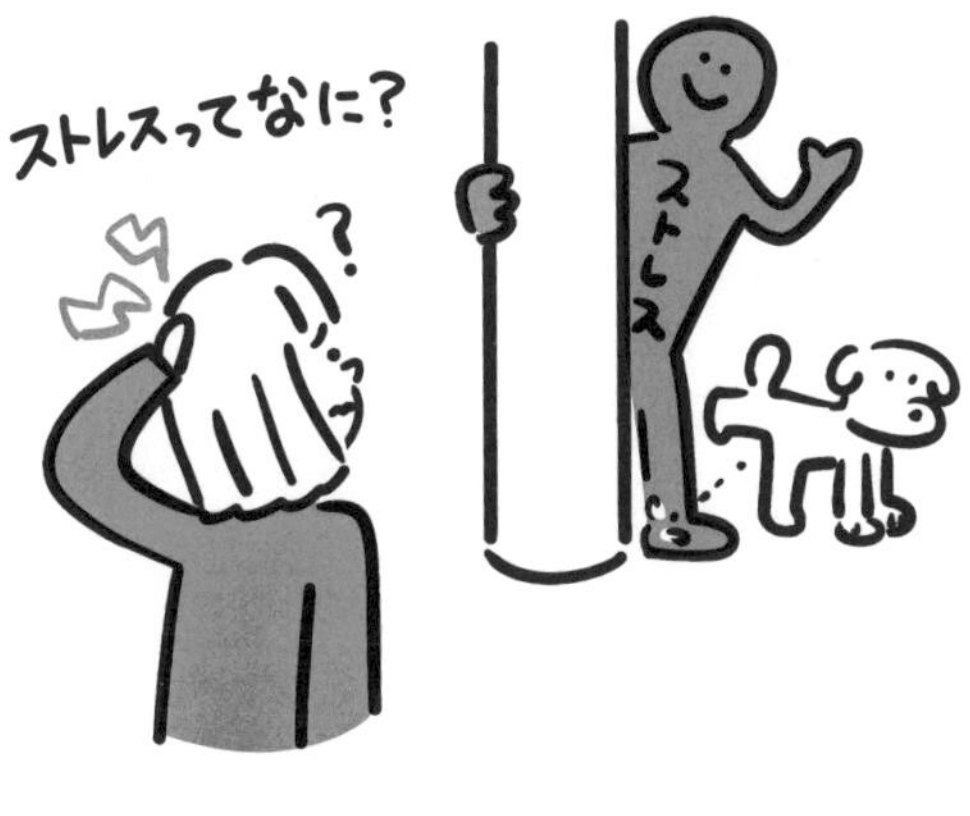

Q 25 健康を望むきっかけってなんだろう？

A 病気やけがをすると、「健康」でいることの大切さを認識する。

「健康がなにより大事」と言う人によくお会いします。すごくわかります。健康でなければなにもできないと感じた人たちでしょう。健康の延長にある「生きる」ということは、DNAに刻みこまれた無意識レベルの欲求だと思います。その生まれもった潜在的な欲求に、健康を一度侵されたことで気づく場合が多いです。

そして、その健康を侵された度合いが大きいほど、「健康」や「生」を強く意識する傾向にあると感じています。わかりやすくいえば、九死に一生を得た経験をした人ほど命を大切にするということです。しかし、つらい経験をしない限り、健康の大切さに気づけないのかというと、一概にそうとは思いません。親族やペットの大病や死などをきっかけに、感じとることもあるでしょう。「不健康を受け入れる」ことで健康が見えるわけです。

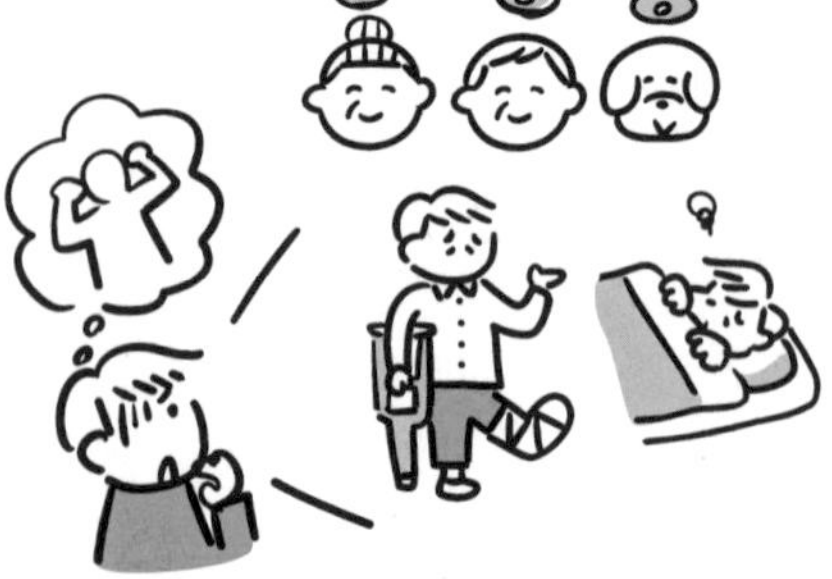

Q26 健康を望むことってダメなこと？

A 決してダメではないが、盲目的に健康を追い求めるだけが「幸せ」への道ではない。

どうして人は健康を望むのでしょうか？

第1章でも書きましたが、そんな高度なことを考えられるのは、人間だけです。生きる意味や目的なんて考えずに生きられるのが動物です。

人間は無意識に、健康の先に生きることが、不健康の先に死があるように考えています。生きるということを無意識に望む脳があるのだから、このこと自体は間違いではありません。

しかし、私がここで問題提起したいのは、なぜ人間には「生きたい」と願う本能があるのかということです。深く考えられない生きものに、DNAを残すという本能を与えるならば、なにも考えずに「生きたい」と考えさせることが手っ取り早いでしょう。DNAを残すことが、生命が続いていくために不可欠ならば、「死」が一番いけないわけです。無意識に「生きたい」と願うことは、「死なない」と願うこととほぼ同じでしょう。ですが、「死」はかならず訪れるのです。だからこそ、それに抗いD

NAを残すために「生きたい」という本能がないといけないのでしょう。

深く考えない生きものであれば、ほかになにも思わないのでしょうが、人間の脳は高度なことが考えられるため矛盾も見えてきます。絶対に死ぬとわかっているのに「生きたい」と思い続けるようにできているのです。さらに、人間は長く生きたらいいとは限らない、子孫を残さないといけないとは限らないなど、多様な価値観をもっています。単純に長く生き、子孫を残す可能性が多ければいいってものではないということです。

そう考えると、長生きや健康を追い求めることが悪とは思いませんが、ほかの動物と同じように長生きを望むのだとしても、なにも考えずに流されてその選択肢を選んでいることと、自分で考えて選ぶことの差は大きいと思います。

また、長く生きることより、人生の質を重視することもいいでしょう。とはいえ、わざわざ自分から不健康や死へ向かう必要はありません。人はいつか死ぬことや、病気はかかるものだと受け入れることで、なにがあっても落ち込みすぎず、自分の幸せについて追い求められるのだと思います。このような生き方が正しいかは人それぞれですが、こういう生き方があるという選択肢を知ってほしいと思うのです。

いままで診てきた患者さんで、「なんで私がこんな病気になったんだろう」、「いままではこんなことなかったのに」と、病気や体調不良、老いなどを受け入れきれない人も多くいらっしゃいました。

こういったことの受容には、じつはある程度の若さが必要なのではないかと思うようになりました。以前は、つらい経験などを積み重ねている人、つまり高齢であるほど受容しやすいと思っていました。しかし最近、受容するにはものごとを客観的、合理的に考える力が必要だと感じるようになりました。女優の樹木希林さんのように受容されていた人もいますが、加齢によってどうしても理解度は低下していきますし、前頭葉も年齢とともに委縮していきます。若いうちから受容できる器をつくっておくことが理想でしょう。

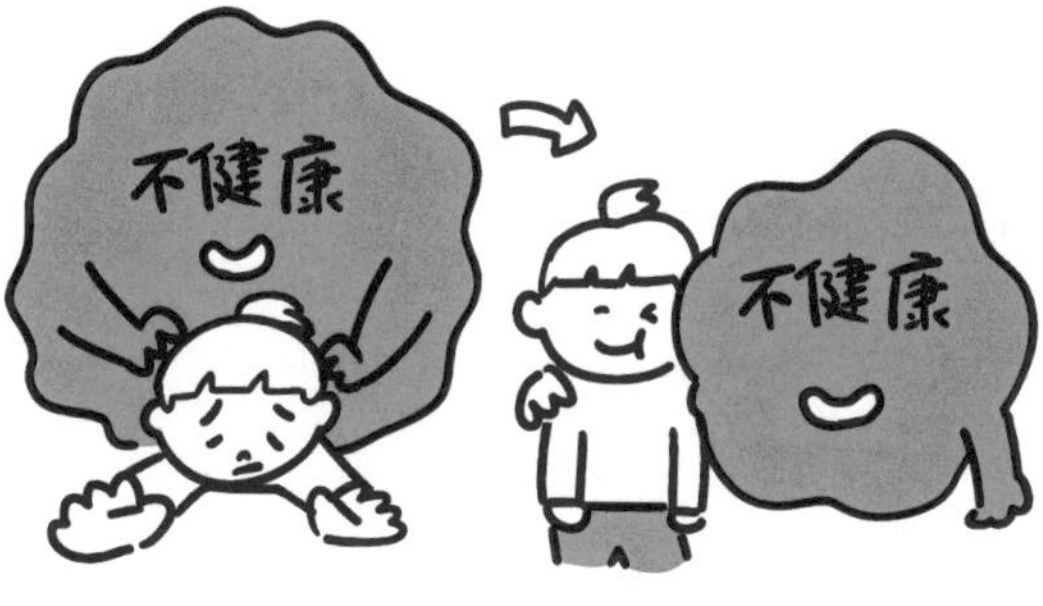

Q 27 健康を高望みさせられ、ビジネスのカモになっていないだろうか？

A なかには、健康への意欲を利用してカモにする質の悪いものもある。

高い理想を追い求める、足し算の感覚が強いのが現代です。さまざまな選択肢を理解したうえで上を目指すのは、悪いこととは思いませんが、上を目指すことを強要（洗脳）されているように感じることが多くあります。自分の感情から判断するのではなく、だれかに仕向けられて「あ、それってなんかいいな」と追っかけているような感覚です。こういった状況にあると、不安をあおる健康ビジネスに騙されたり、踊らされたりしていることに気づかずに「これいいよ」と自分もだれかにすすめてしまうということがおきてしまいます。

しかし、ビジネスとしては大成功なわけです。経済の活性化という側面では、国民全体の消費が上がってよいと言えなくもないですが、これは使いたいと思ったお金ではなく、「使いたいと思わされたお金」なのです。流されないよう意識していないと、自分の思いとは違う方向に意識を向けられてしまうので、注意が必要です。

Q28 病気やけがが「治る」とは？

A 「治る」には幅があり、「完全にきれいさっぱり治る」状態から「一時的に症状が出なくなる」状態まである。

理性的健康概念を強くもって生きている私としては、一般的にいわれている「治る」という言葉に、強い違和感を覚えます。ほんとうに治っているのか？　そんなに治るものって多くあるのか？　という違和感です。

たとえば、「がんを切除しました」は、治ったと言っていいでしょう。しかし、「別のところに転移が見つかりました」は治ったあとの話です。「同じところにがんが見つかりました」は再発なのか、取り残しなのか迷います。再発というのは、治ったけれどまた発病したということです。

では、帯状疱疹やヘルペスという病気をご存じでしょうか。皮膚に独特の発疹が出て、強い痒《かゆ》みや痛みをともなう病気です。薬で抑えることができ、多くの場合は数日経れば徐々に改善し、症状が消失します。しかし、この菌はからだの神経の奥のほうにずっと潜み続けます。完全に菌をやっつけられるわけではないのです。体調が悪かったり免疫が落ちたりすると、再び症状が出てしまいます。これはほんとうの意味で治っているといえるのでしょうか。生活に困らないレベルまで治したけれど根絶はしていないという意味では、治っていないともいえます。

これよりほんとうの意味で治っていないと感じるのは、肩こりや腰痛です。肩こりや腰痛の患者さんを数えきれないくらい診てきましたが、私は「肩こりや腰痛は治りません」と言います。「肩こりの症状はとれても、根本の原因は基本的に患者さんにあります」とお話しします。

「ほんとうに治したいなら、体操や生活指導などもなんでもいたします。しかし、それを実際に続けられますか？　現代人は生きていくための仕事や家事も多く、ＳＮＳをはじめとする人づきあいにも時間を割かれ、やっと見つけた時間でゆっくりしたいのに、健康に気をつけていられますか？」と。

そして、「そこまで頑張らなくていいので、肩こりや腰痛で困ったときには頼ってください。少しでも再発時期が先になるようにお手伝いします。しかし、これは治っているわけではないので、上手につきあって生活してくださいね」とお伝えするようにしています。

もちろん、二度と再発しないために姿勢や食習慣や運動習慣に気をつけていかれるのであれば、本気で指導します。しかし、やはり頑張るのは患者さんご自身です。私は助言することしかできず、実際に治せるのは患者さんしかいないのです。

あたかも簡単に「〇〇が治ります」みたいに書いていている広告がネットや町にあふれています。なにが正解というわけでもないのですが、ほんとうの意味での「治る」ことを指しているか、大きな疑問が残ります。

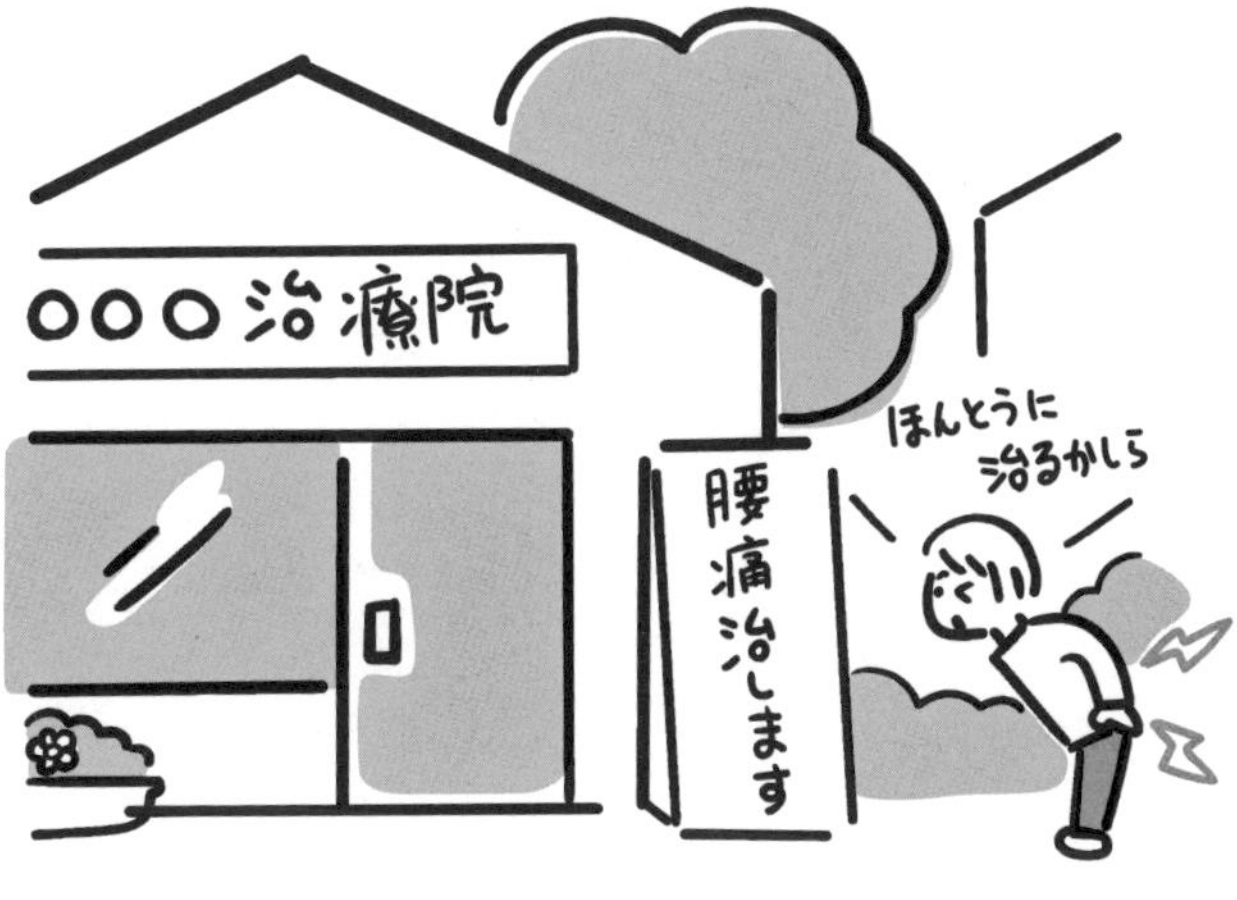

〇〇〇治療院
腰痛治します
ほんとうに
治るかしら

Q29 あれこれやれば、健康になれるんじゃないの？

A あれこれ手を出すのではなく、できるだけシンプルに、効果があると思うことを日常で選択していくべき。

健康とは、足していくものではありません。

たとえるなら、自分の部屋を片づけることに似ています。医療行為は、他人の部屋の片づけを手伝うことです。どんなに他人（医療従事者）が片づけてあげても、本人が汚す性格を正さない限り、きれいな部屋、つまり健康は保てません。

しかし、そこまで突っ込まず、片づけの手伝いばかりしている医療人が存在します。それは、汚れるとまた仕事が増えてお金になり、汚してしまう性格まで直すと仕事がなくなってしまうからです。むしろ、あれこれ情報を流し、情報量の多さに混乱させられ、片づけられない人をつくっているようにも感じます。

たとえば、これできれいになるよと宣伝されルンバを買い、ダイソンを買い、空気清浄機を買い、ホウキとチリトリを買い、モップを買い、ゴミ箱を買い……と、どんどん物が部屋にあふれていっている人のなんと多いことか。

私は患者さんの性格にアプローチし、掃除道具をひとつに絞り、その道具を有効に使ってきれいにする方法を実践できるよう、一緒に考えてお手伝いします。これができるようになると、一生きれいに保たれるはずです。根本的な解決のお手伝いがしたいのです。

しかしながら、私のような考え方をする治療院には、患者さんは来てくれません。「あなたが変わって自分で片づけなさい」って言われるより、「私が片づけてあげるよ」のほうが楽なのでしょう。

どんなに治療でからだをよくしても、また無意識にみずから悪くしてしまう人が多すぎます。考え方や日々の暮らしのなかで、意識して選択を変えていけば、一見遠まわりのように見えても、着実に健康に近づいていけるでしょう。

Q30 日本の公的医療保険のデメリットはあるの？

A 好き勝手に生きる人ほど得をして、真面目に健康に気をつける人ほど損をする状況が起こりうる。

日本の公的医療保険は「よくできすぎている」面があり、人々にむしろ過保護になっています。困ったら助けてくれる安心感があるからこそ、なかなか健康について深く考えるきっかけがありません。また、深く考えないから不安をあおる健康ビジネスなどに飛びついてしまいます。

もし将来のことを深く考えて、ほんとうに健康でいたいなら、もっと検診率が上がってもいいはずです。日本人はどこかで、

「まぁ、自分は病気をしないだろう。しても健康保険でなんとかなるだろう」

と考えてしまっているように思います。日本の乳がんや子宮頸がんの検診率は、約40%です。アメリカでは80%近い数字なので、日本はアメリカのおおよそ半分の検診率です。この差にはいろいろな要因があるとは思いますが、公的医療保険の安心感による差も大きいと感じます。

頑張った人ほど損をして、健康に対して甘えて努力していない人ほど恩恵を受ける

システムということでもあるでしょう。たとえば、健康や食事に気をつけてお金を使い、運動にも気をつけてジムに通い、ヨガやピラティスなどにお金や時間を使い……。そのように努力している人のほうが、公的医療保険のお世話になる確率は低いということです。逆に、稼いだお金を好き勝手使って飲んで食ってゴロゴロして運動不足で病気して、公的医療保険のお世話になり、最終的に透析治療を受けて生活保護になった人を見たとしたら、どう思いますか。努力している人はアホらしくなりませんか。ほんとうに病弱で困っている人を苦しめたくて言っているのではなく、頑張った人ほど報われない現状はおかしくないか、と問題提起したいのです。

そのほかの問題点に、「価値が金額に寄っていく」ということがあります。実費で支払うケースのほうが稀ですが、実費診療があることで保険診療のありがたさがわかるように思います。また、義務を行使せず、権利ばかり行使している人が多いことも問題です。

Q31 個人が公的医療保険を使うことのデメリットって？

A

保険適用された価格が基準になることで、患者側も医者側も本来の価格に対する価値判断が弱まる。

イメージしやすいように、牛丼を例としてお話ししたいと思います。みなさんも一度は牛丼を３００円くらいの値段で食べたことがあるのではないでしょうか。安いわりにおいしいですよね。では、みなさんはあの牛丼が１０００円だったら食べるでしょうか？　おそらく多くの人が食べないのではないでしょうか。次に、みなさんが１０００円を出してでも食べたい丼をイメージしてみてください。人それぞれでしょうが、ここではステーキ丼にしましょう。世間の人たちが１０００円を支払って食べるステーキ丼が、もし３００円だったらどうしますか？　めちゃくちゃ流行るでしょう、３００円で食べられるなら。

みなさんに３００円という安売りをしたとしても、別のところから７００円の補助が出て利益を出せる。それが公的医療保険なのです。

はたして、このステーキ丼のお店はずっとこの1000円の価値を維持し続けられるのでしょうか？　1000円のステーキ丼が300円でバカ売れしている隣で、300円の牛丼が苦戦しています。同じ300円なら「ちょっと肉の質を落としても、お客さんは絶対来るよな」と甘えるステーキ丼のお店もあるでしょう。

もし、1000円のステーキ丼の価値を守り続けられる人がいるならば、その人はプロであり職人だと思います。しかし、そんな筋の通った人ばかりではありません。おそらくステーキ丼でなくても、300円の牛丼よりは少しクオリティの高い400円くらいの価値の丼にしておいて、お客さんからは300円いただく。お客さんは値段（300円）以上の満足感が得られて、しかも700円がほかから入ってきてラッキーと感じ、ぼろ儲けしたくなる人もいると思うのです。

極端なたとえだったかもしれませんが、同じようなことが医療でも起こりうるということです。みなさんは風邪をひいて病院に行き、健康保険を使ってお支払いをしたとき、その金額が600円だったとしましょう。このときに600円で風邪が治ってよかったと思いますよね。でも、それは違います。あなたがもし3割負担ならば、実際には2000円で治してもらったことになります。医師や病院がしたことが2000円に見あう価値だったかどうかを、評価しないといけないのです。あとで

1400円を保険が支払ってくれるから600円で済んだだけで、そこは保険制度に感謝すべきことなのです。この感覚が日本人には欠けていると思うのです。

町の個人病院が、高齢者の井戸端会議みたいな場所になっていると耳にすることがありますが、これも価値感覚が欠けている典型だと思います。高齢者は300円とか500円だけ支払って、コスパがいいと思っているのかもしれませんが（75歳以上の一般・低所得者は1割負担）、そこに3000円とか5000円の価値はあるのかと問いたいのです。医師もその価値がないのなら税金の無駄遣いと考えないのでしょうか。国のためを思うなら、治療の必要がない患者さんを診察しない、もしくは保険を使わず実費診療にする。そういった判断が必要ではないでしょうか。もちろん、話を聞くだけで3000円や5000円の価値を毎回提供していると自信をもって言えるのならいいのです。カウンセリングでしたらそれくらいの費用は発生しますから。ただ、患者さん側ももし実費だったらという医療費を意識し、それに見あったサービスを受けられたかどうかで評価してほしいです。そして、公的医療保険制度に感謝する気持ちも大切だと思います。

実際にこんなことがありました。とあるおばあちゃんのところに訪問医療マッサージ業者が週2回来ており、費用は1回約400円です。ですが、どうしても調子が悪いときには私が呼ばれます。保険診療は2か所の事業所に対して使うことができないので、私は実費で4000円いただきます。もし私を週2回呼べば、保険診療で1回約400円でも施術できなくはないのですが、私は個人でやっているので、指定の時間に毎週2回行くことができません。そこでおばあちゃんは、マッサージ師が何名か在籍している訪問医療マッサージ業者に頼んでいます。おばあちゃんは、その業者が派遣するマッサージ師が行う施術に対して、1回4000円の価値は感じていないでしょう。週2回、月に8~9日で約4000円だから価値があるマッサージとして受けているのです。では、いつも来ている訪問医療マッサージの先生はなにをしているのでしょう。本来ならば、そのマッサージにも4000円の価値がないとダメで、私が実費で呼ばれることはおかしいのです。おばあちゃんも400円の価値で公的医療保険を使ってしまっていますし、マッサージの提供側もその価値を提供できていないのであれば問題です。

やっていることは同じなので、保険適用の有無に関わらず、そのマッサージの価値は4000円であるべきだと思いませんか。保険診療を使っている側の道徳、モラル、考え方も問われるべきだと私は考えています。

Q 32 公的医療保険を使うにあたって、心がけるべきことは？

A 健康でいようと努める意識をもつこと。

公的医療保険によって、健康のために努力しない人のほうが得をするという構造が発生してしまっています。そのため、公的医療保険の制度を使うにあたって、あらためて考えるべきことがあります。

義務と権利って、どちらが先なのでしょうか。私は義務を果たすことで権利を行使できると思うのですが、日本では権利ばかりを主張してバランスが崩れているように感じるのです。健康になる努力という義務を果たさずに公的医療保険を使うという権利が、あたりまえになりすぎていやしないでしょうか。医療側の人間にも、患者さんに努力してもらえるよう働きかける義務もあると思うのですが、患者さんにとって耳ざわりな言葉になってしまうし、黙認してしまっているように見えます。

また、これは私が医療や介護にたずさわってきて感じることですが、保険を使う人のほうが、クレームを言うケースが多いです。医療や介護の現場で、患者さんや利用者さんに心ないことを言われ慣れてしまっている方々や、それで悩んでいる心優しい方々も多いと感じます。これはほかの業界でもいえるのかもしれませんが、高級フレンチやお寿司屋さんなどでガミガミ文句を言っているのは、あまり想像つかないと思いませんか。私の感覚なのかもしれませんが、安いお店のほうが、そういった光景を目にするケースが多いです（サービス自体がよければ、文句を言われないのかもしれませんが……）。

たとえば、みなさんはまわりに、糖尿病で透析をしている人、アルコール依存症の人、生活保護を受けている人などはいらっしゃいますか？　あまりいらっしゃらないのではないでしょうか。

しかし、介護施設には、そういった人が多くいらっしゃいます。私はいろいろな介護事業所に出入りしましたが、介護施設では思いのほか、そういった人にたくさん出会います。糖尿病、アルコール依存症などは、運動不足であったり、好きな食べものやお酒などを我慢できなかったりするとなりやすい病気です。

いままでいろいろな人に出会いましたが、とくに強烈な印象を受けたのは、適正血糖値が空腹時約70～100㎎／dℓ、食後100～140㎎／dℓが正常値といわれているなか、血糖値が500㎎／dℓを超えているのにもかかわらずスタッフの言うことを聞かず、

「冷蔵庫のメロンを食わせろ」

と言う人でした。手足は動くのですが目があまり見えないため、スタッフに甘えてなんでもしてもらおうとします。

ほかにも、上の血圧が230を超え、下の血圧も120を超えているのに野菜は一切食べず毎晩飲酒をし、なんども脳梗塞を繰り返している人もいました。

このおふたりに共通していたのは、

「もういつ死んでもいいから、好きにさせてくれ」

という生き方です。しかし、それならば税金を使って病院に行くのではなく、自分できっちり10割支払ってくださいと言いたい気持ちにもなってしまいます。もちろん、そんなことは直接言えませんが、みんなが納めた税金で医療や介護を受けるのであれば、もう少し健康であるよう努めるべきだと思うのです。しかもそういった人はほかの病気にも自然とかかりやすく、介護される側になる確率が高いです。

先ほども述べたように、努力している人のほうが病気になりにくいとは思います。

もちろん努力していても病気になってしまうこともありますが、努力していない人ほど病気しやすいのです。義務を果たさず権利の主張をしていることと同じでしょう。義務と権利のバランスを考え、健康に対する努力をひとりひとりが意識することが、公的医療保険を使う患者さんを受け入れる私たちには必要です。

Q33 どうしたら公的医療保険の問題を解決できるの？

A ①健康になる努力の義務　②制度改革　③病院と連携したシステム改革が必要。

公的医療保険の抱える問題を解決するために、私は以下のような提案をしてみたいと思います。

●提案①　公的医療保険を使うにあたって、健康であろうと努めることを義務とする。

健康になろうと頑張れない人は保険を適用できない、という法律にするとよいのではないでしょうか。実際に介護保険制度には、以下のような義務があります。

介護保険法　第四条

国民は、自ら要介護状態となることを予防するため、加齢に伴って生ずる心身の変化を自覚して常に健康の保持増進に努めるとともに、要介護状態となった場合においても、進んでリハビリテーションその他の適切な保健医療サービス及び福祉サービスを利用することにより、その有する能力の維持向上に努めるものとする。

おそらく公的医療保険の問題点（健康になろうと努力しない人が金銭的な得をしてしまう）に気がつき、新しく介護保険制度をつくるときに医療保険のこのデメリットの部分を解消する法律にしたのでしょう。しかし、これは介護保険の現場ではまったく効力を発揮していないのが現状です。もっと周知徹底、介護事業所やケアマネジャーなどに教育していかないと実現不可能です。もし医療保険の現場で同じことをするならば、かなりの時間と労力がかかるだろうと思います。

●提案②　自動車保険のような制度にする。

年齢などで保険負担割合を変えるのでなく、健康度によって支払う金額を変えます。健康な人は1割負担、だけどたばこを吸う人はリスクが上がるのでプラス2割にして3割負担。お酒を飲む人も同様で、もしお酒もたばこもという人はあわせて5割負担にする、といった内容です。あくまでこれは一例ですが、それならお酒やめよう、とか、お酒とたばこのどちらかはやめよう、と思う人もあらわれると思うのです。そして、健康にも近づき、医療負担も減るわけです。

健康度を管理する問題はありますが、これであれば、努力した人のほうが得をするということになります。

●提案③　そもそも病院に人が来ないほうが病院は儲かるシステムにする。

公的医療保険のもうひとつの問題点は、病院にかかる人が多いほうが医師が儲けられるということです。病気を治すこと、病人が減ることが医師の本来の仕事です。ならば、同じ患者さんがずっと通い続ける病院はいかがなものでしょうか。

先に病院に対する報酬を決めておき、だれも来なかったらすべてが利益。患者さんが来た場合はあらかじめもらっていた報酬から経費を支払う。そうすると患者さんが来れば来るほど病院は損をすることになります。これを導入すると、医師が率先して毎朝近所の人を集めてラジオ体操を行い、健康教室や料理教室をはじめるかもしれません。健康に関する講演活動なども行うかもしれません。とにかく病人が出ないように努力をするでしょう。こんな世の中になったらいいなと思いませんか。ただ、これには大きなデメリットもあります。もし病気になってしまったときに、医師はお金をかけたくないから相手にせず、処置をしない可能性が出てしまうことです。

私は「これが絶対いいです」という提案をしたいのではなく、メリットとデメリットを考えたうえで、いまの公的医療保険がベストなのかどうかを、みなさんと一緒に考えたいのです。TPP（環太平洋パートナーシップ協定）を日本が選択するのかしないのか話題になったときに、「日本の公的医療保険のすばらしいシステムが海外に流出する」という世論を何度も耳にしました。しかし、私は「え？」と疑問に思っていました。過保護にすることで努力しない人ができていき、いつか破綻してしまうような大赤字制度です。ほんとうにいい制度なのでしょうか。いい制度だから変えない、考えないというのではなく、なにがいい選択なのか、国民みんなで考えていく必要があるのではないかと思います。

北欧のようにサービスはいいけれど税金が高いなど、相反する制度も存在します。でも、日本ではいい制度があるといいながら税金が高くても仕方ないといった風潮は薄く、むしろ増税には反対意見も多いです。いいサービスを求めるのに税金は高いと嫌、というのは、過保護にされすぎて少々わがままになっていやしないかと思うのは私だけでしょうか。

Q 34 そもそも幸せってなんだろう？

A 理想と現実にギャップがない状態のこと。

「わたしたちの欲望と能力のあいだの不均衡のうちにこそ、わたしたちの不幸がある」。

これは、哲学者のジャン＝ジャック・ルソーの言葉です。私はこの言葉を聞き、しっくりきました。逆説的に考えると、幸せとは「欲望という理想と、能力という現実のギャップが少ないこと」です。ギャップをなくすためには理想を下げる、もしくは能力を上げる必要があるでしょう。けれど、理想を下げることは一見マイナスのイメージがありませんか。そして、能力を上げるのはしんどいので、楽して〇〇できる、みたいなものに飛びついていませんか。楽して幸せになんてなれません。まるで幸せに近づいているかのように「理想を高く」もたせつつ「楽に〇〇できる」は、じつは不幸に近づいているとも言えるのではないでしょうか。

では、なぜそのような考え方があたりまえになっているかと考えたときに、私の答えは「ビジネスになるから」でした。幸せに近づくようでほんとうは近づいていないからこそ、人は幸せを追い続け、消費行動が生まれ、経済がまわっているのです。

63ページの図でいえば、高望みや理想を高くというのは、黒い丸を上へ上へと上げる作用があります。逆に理想を下げることは黒い丸を下げることになります。さらに、アクセルとブレーキの話（50ページ）とも関係してきますが、欲望が悪というわけではありません。欲望が強すぎれば現実とのギャップが開き、不幸になってしまう側面はありますが、欲望自体がダメなことではないのです。能力を上げて近づけていけばいいとも考えられますし、ギャップを受け入れ、客観的に見てコントロールするブレーキの能力があればいいとも考えられます。

健康の面でいう欲望とは、長生きしたいとか健康でありたいと思うことでしょう。その欲望と自分の能力との距離感を客観的に見ることができるのは人間だけです。欲望が本能的健康概念であり、それを客観視できる能力が理性的健康概念で、この不均衡をなくすことで幸せになるのです。理性的健康概念の考え方のひとつである「正しい不健康」とは、欲望を理解し、不健康を受け入れ、コントロールすることで幸せになれるということです。つまり幸せになるための大切なツールなのです。

突然ですが、私は甘い卵焼きが好きです。甘くするには砂糖を足せばいいですね。でも、あえて塩を少し入れることで甘さを引き立てる、という調理法もみなさんご存じかと思います。砂糖のとりすぎを防ぐコツですね。

同じようなことが現代社会においてもいえます。見渡すと、現代は甘い砂糖のような「言葉」があふれていて、その言葉に甘やかされて頭のなかが糖尿病みたいになっています。砂糖を欲して「自分に優しく」といった言葉や、「頑張らなくていいよ」とか、「オンリーワンだね」「これは便利」といったものばかりを追い求めていませんか。それらすべてを否定はしませんが、卵焼きのように、もう少し自分を律する塩の要素があってもいいのではないかと思うのです。

最初からオンリーワンを目指さなくても、ナンバーワンほど特別なオンリーワンはありません。また、ナンバーワンになれなくても、頑張って努力したときに自分らしさが出てくるのではないでしょうか。みんなと競ったり、集団のなかで規律を守ったりしつつもキラリと光るもの、集団に埋もれようのないものこそが、オンリーワンだと感じます。

便利になることはいいことですが、失われるものもあります。わかりやすい例が原発です。また、車や電車も便利ですが、歩かなくなって不健康になってしまっている人が多いでしょう。スマホだってそうです。もつことがあたりまえになってきましたが、私は子どもたちがもつことには反対です。ＳＮＳでのイジメ問題などを引き起こすなど、便利の代償ってものはかならずあるのです。

ですが、人間は便利さに飛びつこうとする性質があります。それは便利＝甘い砂糖だからです。つねに砂糖を選ばず塩を選ぶべき、とは言わないけれど、なにも考えずに流されてしまうのはよくありません。だから、私はあえて便利さから離れていく生活を選んでいます。テレビを家に置かない、ラジオは自分で周波数を調整して音を拾う、自転車や徒歩で移動する、自転車はギアなし、車はミッション車、暖房はめんどくさい石油ストーブ、土鍋で炊飯、など。

あえて塩を意識することで、おいしい卵焼きになる。そんな幸せな人生もあります。意図して不便を受け入れる生活は、あらゆるものへの感謝が増して、非常にいいと思っています。「原始時代的健康法」（67ページ）にもつながります。

Q35 幸せになるための考え方のヒントは？

A 「幸せは生まれながらにもっている」という前提に立ち、幸せを感じられない要因を取り除くこと。

幸せの方程式を考えてみると、幸せとは数値化して多ければいいというようなものではないと思うのです。幸せは生まれながらにもっているものであり、それを邪魔するいろいろなもの（つらい出来事や思い込みや偏見など）によって不幸に感じているだけ。それらを取り除き、よりシンプルにしていくことが幸せに近づくことなのではないかと。

本来の自分をA、鏡に写った自分や他人から見られている自分をBとします。幸せとは「A＝B」といったシンプルな状態です。ここに思い込みや偏見、煩悩、常識などといったものがくっついて「A＝B＋偏見＋思い込み＋…」と複雑になった数式の状態を、不幸というのではないでしょうか。なにかを足していけば幸せになれると思っていること自体も思い込みです。また、不幸を少しでも改善するためにあれこれ詰め込もうとして、どんどん数式が複雑化し、悪循環に陥っている状態は、「自己啓発疲れ」といえます。

偏見や思い込みを数式から消すものが、「疑うこと」です。疑うことができるようになれば「＋疑うこと＝－偏見」になると思うのです。つまり数式は、「A＝B＋偏見＋疑うこと」＝「A＝B＋偏見－偏見」となり、「A＝B」というシンプルな形で、他人から見られている自分（B）と本来の自分（A）にギャップがない状態だと考えています。

さらに、煩悩やあたりまえといったものを相殺してくれるのは、感謝ではないかと思います。言いかえるなら、疑うことや感謝することは、幸せに近づくためのツールなのではないかということです。

Q36 どうしたら「理性的健康概念」は身につくの？

A 「あたりまえ」を「優しく疑う」練習をすること。

世間には強者が弱者に押しつけるような考え方がたくさん存在しており、健康においてもその傾向は色濃くあります。「余計なフィルターを外して考えられるか」ということが非常に大切です。

一度疑ってみることって、とても大切なことだと思います。なのに、なぜか「信じることが正義で疑うことは悪」な世の中の雰囲気があると思いませんか。その感覚自体が、強者が弱者を洗脳するためのもので、一番疑わないといけません。

なんでもかんでも疑うべき、というわけではなく、一度しっかり考えたうえで、信じるか信じないのかを判断してほしいのです。深く考えずに信じてしまっていることが多くあると思います。力のある人の言葉だからとスッと受け入れてしまっている人も少なくないでしょう。ＣＭに有名な人が出てくるわけですよね。

私は、「だれが言っているかではなく、なにを言っているか」で判断するべきだと思うのです。「疑う」というと少し言葉が強すぎるかもしれません。「優しく疑う」といったニュアンスのほうが伝わりやすいでしょうか。

「優しく疑う」について、私なりの正しい疑い方の例を挙げてみたいと思います。

職場で環境改善の話が出てきたとします。職場を変えようとする人もいれば、変えないようにとする人もいるでしょう。もし会社に新しいシステムを導入するとなったときには、本能的健康概念の感覚からいけば「変えるといろいろ面倒だし、いまのままでいい」となるでしょう。自分に優しい現状や、自分を守る行動です。理性的健康概念のように客観性が入れば、「時代は変わっているのに自分たちだけ変わらないのは遅れている」とか、「最初は変更の手続きなどが大変だけど、慣れてしまえばいま以上に楽になる」と考えるでしょう。

私自身は後者の考え方を基本にしている自覚はありますが、後者の色が強すぎて、部下に訴えられかけられたり同僚に煙たがられたりしたこともありました。そのため、いまは100パーセント後者を推しているわけではありません。

しかし、もしみなさんもこのケースを客観視できているのなら、前者がすべて正しいとは言えないでしょう。変えてみて失敗したらもとに戻せばいいのです。新しいもののよさを考えたうえで、前者のほうがよければ尊重して戻す。そういった柔軟さが重要だと思っています。

前者の問題点は、「現状を疑えているのかどうか」。後者の問題点は、「残すべきものはなにかを理解しているのか、温故知新であるか」だと思うのです。


会社に勤めてみると、社内には思った以上に前者の考え方の人が多いことに気づきます。このような方々の問題点は、いま大きな問題がなければ別にいいのではないかと思って変わらない、もしくはこの現状でいいのだろうかと疑わないことです。

この環境改善のときの疑い方が、何事においてもいい塩梅の疑い方だと思うのです。基本的には現状を信じながらも、

「ここをこう変えたらもっとよくなるんじゃないかな?」

といった軽い疑い。この軽い疑いがないと、いいか悪いかの天秤にかけることすらできないのです。同じ土俵に立つこともなく、もしかしたら非常に仕事が楽になる優秀なシステムだったにもかかわらず、いまのまま何事もなく日々が進んでいったことでしょう。

私のお話ししている理性的健康概念もこれと同じです。世の中が本能的健康概念に寄りすぎていて、疑う気持ちがなければ、理性的健康概念の考え方は最初から突っぱ

ねられてしまいます。絶対正しいのではなく、環境改善の例と同じで、わかったうえでそのあとどっちを選ぶかが大切です。そのスタートが、疑うことなのです。

古事記には、こんなおもしろい一文があるそうです。

「疑うことなかれ　疑うのならば　己が決めた自分の意志が揺らぐことを疑うべし」

私は疑えと言い、古事記では疑うなと言っています。どこがおもしろいのかというと、昔と現代では前提が違うのだということです。昔は自分をしっかりもっている（＝理性的健康概念をもっている）状態がベースにあるから、もし己の意思以外のものに揺るがされるならば疑えということでしょう。

いっぽう、現代人はもうすでにさまざまなものに揺るがされ、それをむしろ信じすぎている人が多いから、疑ってみる必要があるのです。他人の考えにすでに揺るがされているからこそ、それを一度排除して、みずからの頭で考えようということです。

おわりに

本来なら医療業界から変わっていかないといけないのでしょうが、これまで、なかなか広まりませんでした。病院や治療院に来なくて済む患者さんを増やすべきだという考え方は、理解してもらえないケースも多かったですが、理解はしていても生活できないとやっていけないからというのもあるのでしょう。しかし、賢い患者さんが増えていけば、きっと賢い施術者も増えていくことでしょう。

理性的健康概念や「正しい不健康」の考え方が、大切なことのすべてとは思っていません。また、本能的健康概念、理性的健康概念のどちらにもメリット・デメリットがあると思っています。

みなさんには、知らずに選ばされるのではなく、今日からは自分なりの健康や幸せを追い求めていただければ幸いです。世の中に流されるわけでもなく、私の考えに流されるわけでもなく、自分なりの理性的健康概念をもってどうか幸せになってください。

私がこのスタートラインに立てたのは、応援してくださった方々のおかげです。

思いを伝えるべきだと背中を押してくださった井芹文義さん、出版に向けて相談に乗ってくださった後生川礼子さん、池田登先生、出版への挑戦を応援してくださった九州出版会議のみなさん、私の思いを本にしてくださった小鳥書房のみなさん、ほんとうにありがとうございました。

また、本書はクラウドファンディングで応援していただき、形にすることができました。ＲＥＡＤＹ　ＦＯＲのみなさん、クラウドファンディングでご支援くださったみなさん、なかでも力強いご支援をいただきました高橋優美さん、鍬田経雄さん、島崎一恵さん、とても感謝しています。ほかにも、ここにはお名前を書ききれないほどの応援を、みなさんからいただきました。最後に、両親を含めた家族のみんなと尚子さんに、ありがとう。

最後までお読みいただき、ありがとうございました。

「コタツモリ」代表　畠田大地

付録 「健康概念」おさらいコーナー

「本能的健康概念」と「理性的健康概念」ってなんだっけ？となっているみなさん。わかりにくいところなので、理解するにあたって大切なポイントをピックアップしました！ 一緒に復習しましょう。

Point 1 人間の脳の進化の過程で得たものか本来もっているものか

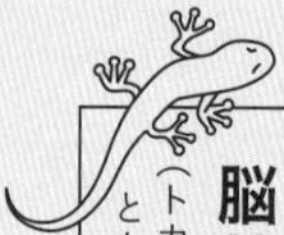

脳幹・旧皮質
（トカゲ脳・爬虫類脳ともいわれる）

＋↓

大脳辺縁系
（ネコ脳・哺乳類脳ともいわれる）

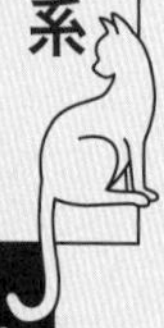

＋↓

大脳新皮質
（人間脳ともいわれる）

変化したのではなく、本能的な考え方に、人間は"**新たな（理性的な）考え方を加えた**"

Point 2 それぞれの特徴を比べてみる

本能的健康概念→本
理性的健康概念→理

本 **他人を気にする**…潜在的な競争意識が残っている。他人と比較することで自分を認識する。

理 **自分の物差しで判断する**…他人は関係なく自分を見つめ、自分なりの健康観をもつ。

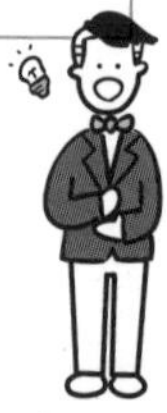

ちなみにこの進化は、人間の成長と同じである

- 0歳～　本能の部分だけもって生まれる
- 1歳～　海馬など大脳辺縁系が発達
- ～10歳 前頭葉など大脳新皮質が発達

詳しくは本文p.48～に載っています！

本 **欲を原動力にする**…治したいという欲を満たすためだけに行動する。

理 **病気を受け入れる**…病気は治す努力をして、障害は受け入れようとする。

本 **まずやる（飛びつく）**…いいものとされるものに飛びついてやってみる。

理 **みずから考え、選択する**…自分に必要なものか、まず考えてから行動する。

本 **からだを利用する**…課題の達成や欲求を満たすことが第一になり、からだを意識しないで行動する。

理 **からだに感謝する**…自分のからだを労わりながら生活することができる。

本 **同意共感を求める**…自分の欲を満たすために同意共感を行い、相手にも求める。

理 **強要しない**…相手と違う意見でも否定せずに、認めあう判断ができる。

まとめ

どちらが、ではなくどちらも正しい。自分に素直に生きること（本能的健康概念）と、よく生きるために考えること（理性的健康概念）。片方が正しくないのではなく、どちらもとても大切な考え方である。

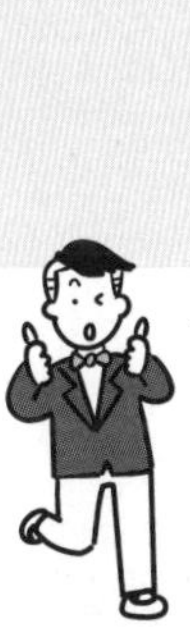

「本能的健康概念」と「理性的健康概念」の両方を、よいバランスでもっていることが大切。

詳しくは本文p.54〜に載っています！

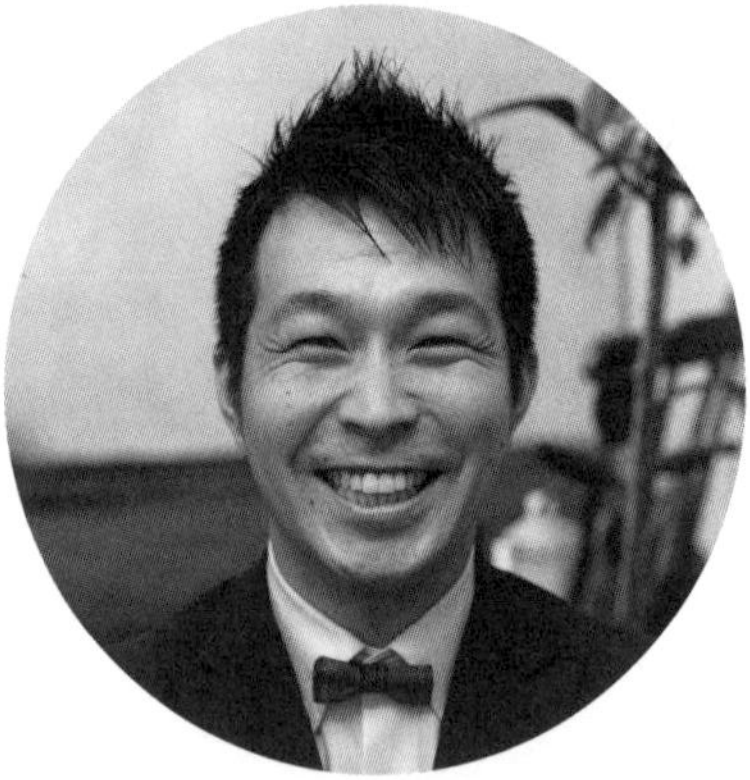

畠田《はたけだ》 大地《たいち》

あん摩マッサージ指圧師。治療院「コタツモリ」代表。

1985年、広島県呉市に生まれる。

四国医療専門学校を卒業後、香川県高松市にて複数の鍼灸接骨院や治療院に勤める。訪問医療マッサージや、機能訓練型デイサービスの立ち上げや運営などを経験し、独立。

高松市内に治療院「北浜OASIS」を開業。

その後、熊本県へ移住し、治療院「コタツモリ」を開業。県内外で講演実績多数。

患者さんを健康にして差し上げたい思いがベースにありつつも、患者さんには「健康でなければならない」という焦りから解放され、ある程度の不健康さとともに歩む気楽さから生まれる幸せを大切にしていただきたいと考え、施術を行っている。

オフィシャルサイト　http://hatakedataichi.info/

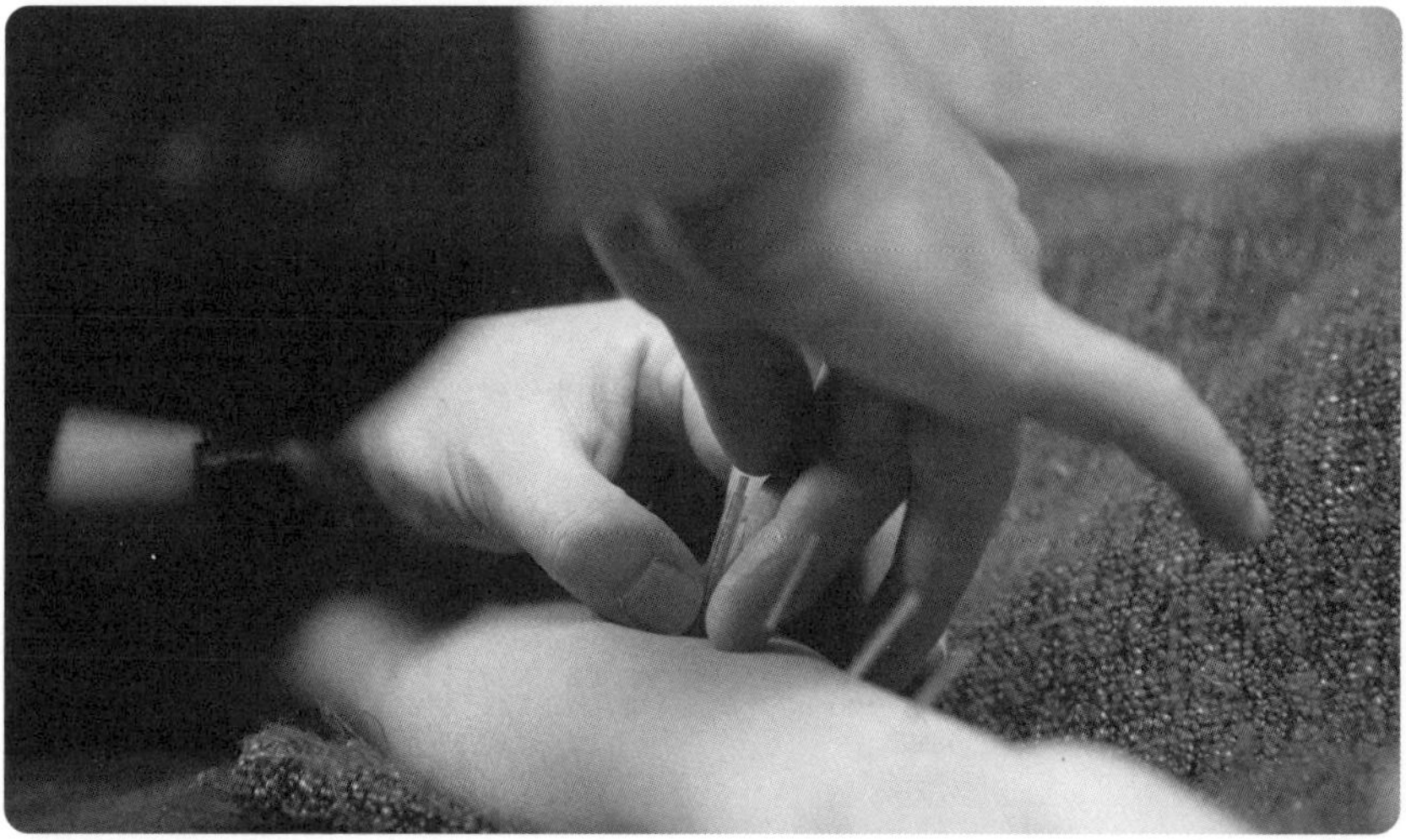
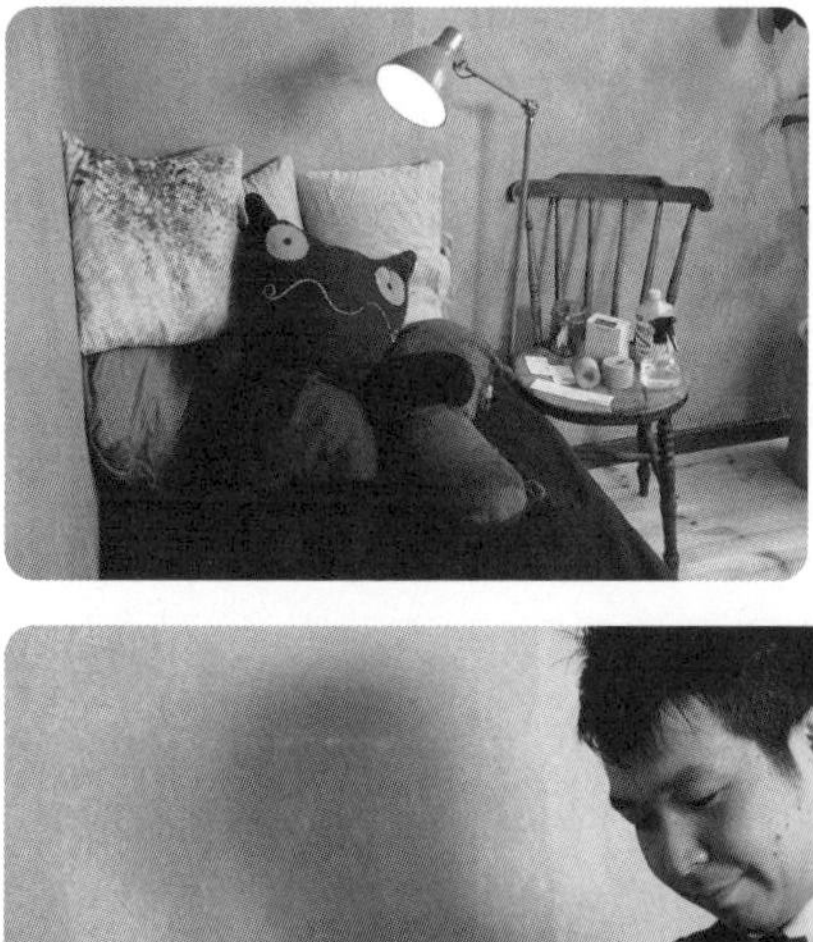
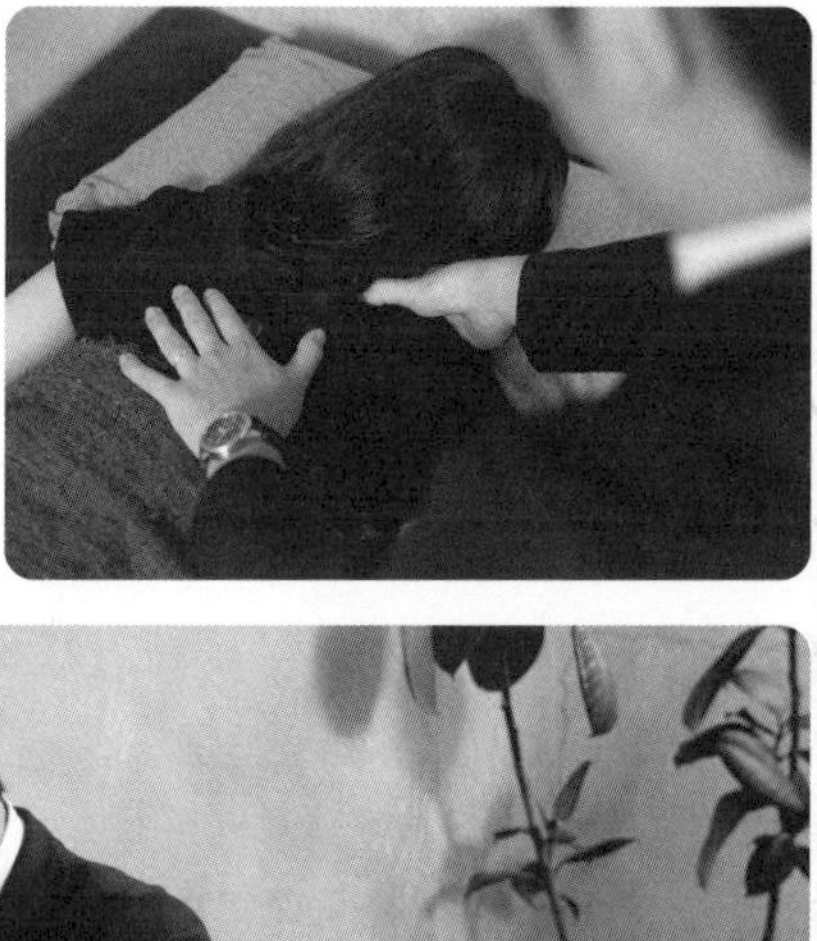
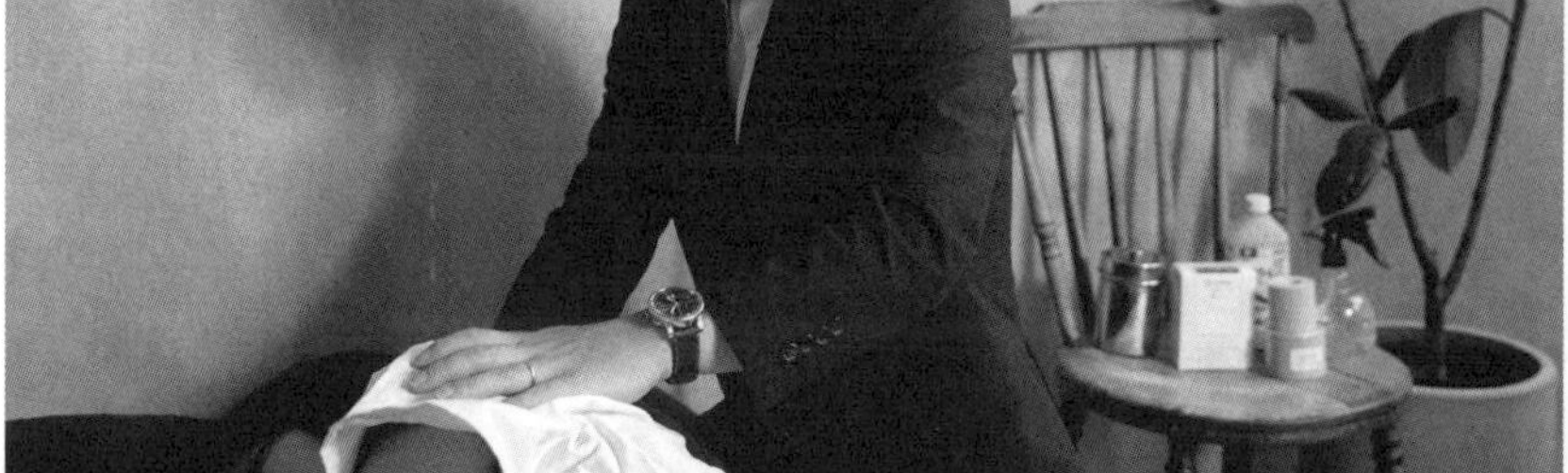

幸せになるための正しい不健康

2020年11月16日 第1刷発行
著者:畠田大地 ©Taichi Hatakeda 2020
発行者:落合加依子
発行所:小鳥編集室
〒186-0003 東京都国立市富士見台1-8-15
電話 070-1500-1568(代表)

装丁・デザイン:中村友理子(HOOH)
イラスト:オフィスシバチャン
編集:落合加依子、千葉夏季(小鳥書房)
編集協力:山崎美波(小鳥書房)
本文DTP:向阪伸一、山田マリア(ニシ工芸株式会社)
校閲:株式会社ぷれす
印刷・製本:シナノ書籍印刷株式会社

Printed in Japan
ISBN 978-4-908582-06-6